PIETRO GIAQUINTO
FLORA RICCIARDI

MANUALE facile
dell'OPERATORE SOCIO SANITARIO
(O.S.S.)
(IV Edizione)

2018

Collana Corsi e Concorsi
STUDIOPIGI

INDICE GENERALE

CAPO PRIMO
ELEMENTI DI DIRITTO GENERALE..pag 5
Principi generali-Il diritto e le sue distinzioni-Le fonti del diritto-L'interpretazione della norma-La norma nello spazio e nel tempo-Le raccolte di norme. Leggi, codici e testi unici-I rapporti giuridici-I concetti e le classificazioni del diritto del lavoro-Il rapporto di lavoro subordinato-Il lavoro professionale-Il pubblico impiego-La responsabilità ed il procedimento disciplinare-Diritti e doveri del lavoratore subordinato-Cause di cessazione del rapporto di lavoro.

CAPO SECONDO
CENNI DI LEGISLAZIONE SANITARIA...pag 23
Il S.S.N. e le principali riforme-Il Piano Sanitario-I nuovi L.E.A,

CAPO TERZO
L'OPERATORE SOCIO SANITARIO...pag 31
Le fonti normative-L'evoluzione della figura professionale-La responsabilità giuridica-Le altre figure professionali in ambito sanitario.

CAPO QUARTO
I LUOGHI DI LAVORO DELL'OPERATORE...pag 41
I diversi contesti-L'organizzazione del lavoro in un contesto residenziale. Il PAI-L'Ospedale.La storia e l'attualità-Le IPAB. Storia e funzioni.

CAPO QUINTO
CENNI DI ASSISTENZA SOCIALE...pag 53
Generalità-L'assistente sociale-L'assistenza alla persona. Il ruolo dell'OSS-Il concetto di empatia.

CAPO SESTO
LA PERSONA E IL BISOGNO...pag 57
Il concetto di persona e società-L'anziano "fragile"-Il bisogno.

CAPO SETTIMO
L'ASSISTENZA E LA SODDISFAZIONE DEI BISOGNI...pag 61
La cura di sè. Il bisogno di igiene-I fattori che influenzano le pratiche igieniche-La cura di sè. Vestizione e svestizione-Il bisogno di eliminazione-Il bisogno di riposo e di sonno-Il bisogno di movimento. Modalità di mobilizzazione-La postura del paziente allettato-La mobilizzazione del paziente allettato-Trasferimenti posturali del paziente-La sicurezza dell'OSS nelle operazioni di mobilizzazione-Le conseguenze di un lungo allettamento.

P. Giaquinto-F. Ricciardi: MANUALE facile dell'OPERATORE SOCIO SANITARIO (O.S.S.)

2

CAPO OTTAVO
PROCEDURE OPERATIVE PER L'O.S.S..pag 91
L'accoglienza al paziente in struttura-Rilevazione dei parametri vitali-La rilevazione della glicemia-Somministrazione di terapia intramuscolare-Le altre procedure per l'Operatore.

CAPO NONO
L'ALIMENTAZIONE...pag 125
Fattori che alimentano lo stile alimentare- Gli alimenti e i principi nutritivi-Apparato digerente e digestione-Aiuto al paziente durante l'alimentazione-Disturbi dell'alimentazione-La disfagia-L'anoressia-La bulimia: caratteristiche generali.

CAPO DECIMO
CENNI DI EPIDEMIOLOGIA..pag 139
Le infezioni ospedaliere

CAPO UNDICESIMO
L'IGIENE DEGLI ALIMENTI. ....pag 145
La contaminazione-Conservazione degli alimenti.

CAPO DODICESIMO
NOZIONI DI PRIMO SOCCORSO..pag 147
Caratteri generali-La rianimazione cardio polmonare (BLS)-La rianimazione con uso di defibrillatore-Casi particolari-La manovra di Heimlich.

CAPO TREDICESIMO
CENNI DI GERIATRIA E GERONTOLOGIA...pag 167
Definizione e cenni sull'evoluzione-Il Servizio Sanitario Nazionale e la geriatria-L'invecchiamento e le principali malattie-Il morrbo di Alzheimer-Il morbo di Parkinnson.

CAPO QUATTORDICESIMO
NOZIONI DI PSICOLOGIA..pag 179
La scienza psicologica. Cenni storici ed orientamenti teorici-Il concetto di comunicazione-I meccanismi di difesa. Caratteristiche generali.

CAPO QUINDICESIMO
I DISTURBI MENTALI E LA PSICHIATRIA...pag 189
La scienza psichiatrica. Cenni storici-I disturbi mentali in genere-Caratteristica dell'area nevrotica, psicotica e borderline-I disturbi dell'area nevrotica-I disturbi dell'area psicotica e borderline-La depressione, Caratteristiche generali-Avvicinare il paziente depresso-Demenze e contenzione fisica.

P. Giaquinto-F. Ricciardi: MANUALE facile dell'OPERATORE SOCIO SANITARIO (O.S.S.)

3

CAPO SEDICESIMO
LE DIPENDENZE E MALATTIE CORRELATE..pag 209
La tossicodipendenza. Caratteristiche fondamentali-Cause ricorrenti-La sindrome da immunodeficienza acquisita (AIDS)-L'epatite C-L'alcoolismo.

CAPO DICIASSETTESIMO
DISABILITA' ED HANDICAP...pag 217
Concetto di disabilità ed hamdicap-L'assistenza ai diversamente abili.

CAPO DICIOTTESIMO
COMFORT ALBERGHIERO E IGIENE AMBIENTALE..pag 221
Microclima ed igiene ambientale-Materiali e strumenti per la sanificazione-La pulizia dei diversi ambienti sanitari-I diversi tipi di rifiuti. Classificazione.

CAPO DICIANNOVESIMO
LA STERILIZZAZIONE..pag 239
Le procedure standard e la contaminazione.

BIBLIOGRAFIA ESSENZIALE...pag. 245

P. Giaquinto-F. Ricciardi: MANUALE facile dell'OPERATORE SOCIO SANITARIO (O.S.S.)

4

CAPO PRIMO

ELEMENTI DI DIRITTO GENERALE
Pietro Giaquinto

§ 1.PRINCIPI GENERALI

Ogni tipo di società civile, ha bisogno di darsi una serie di *regole di comportamento* al fine di assicurare la pacifica convivenza dei propri associati o *cittadini*, e per reprimere i comportamenti ritenuti scorretti.

Il mondo intero è ordine, dettato da un susseguirsi silenzioso di regole naturali. Dove non c'è ordine, regna l'anarchia, il *caos*. Per questo, ogni tipo di società civile, ha bisogno di darsi una serie di regole di comportamento al fine di assicurare la pacifica convivenza dei propri associati o cittadini, e per reprimere i comportamenti ritenuti scorretti: *ubi societas, ibi ius*.

L'insieme di queste regole forma l'ORDINAMENTO GIURIDICO di cui l'esempio più alto è costituito dallo *Stato,* posto al vertice della vita sociale dei suoi cittadini.

L'ordinamento statale non dipende nè deriva da alcun altro ordinamento, per cui è detto *originario* ed *indipendente.*

L'ordinamento italiano è oggi fondato sul cosiddetto *diritto positivo,* quello cioè fondato su leggi o norme emanate da organismi preposti alla loro produzione.

In passato al diritto positivo, si è contrapposto quello che è stato chiamato diritto "naturale", cioè fondato, piu che su vere e proprie norme, su *principi* intrinsechi all'uomo stesso e quindi su leggi non emanate da alcun organo legislativo: si pensi, ad esempio, alla sfera della morale che vieta ad esempio di uccidere.

Il periodo di massimo fulgore della cd *teoria giusnaturalistica* si ebbe durante la rivoluzione francese, mentre oggi molti di quei principi sono codificati nella *Dichiarazione dei Diritti dell'Uomo.*

E' la legge invece oggi, la maggiore fonte di produzione della

P. Giaquinto-F. Ricciardi: MANUALE facile dell'OPERATORE SOCIO SANITARIO (O.S.S.)

5

norma; questa contiene un comando valevole per tutti che, per distinguersi da altre di diversa specie, si chiama "norma giuridica".

La norme giuridiche possono essere:

-*precettive* quando esprimono un comando o impongono un comportamento (per esempio l'art. 433 c.c.).

-*proibitive* se esprimono un divieto (per esempio l'art. 1471 c.c.).

-*permissive* quando contengono delle facoltà, cioè la norma attribuisce delle facoltà al titolare del diritto. Un esempio è quello che avviene con l'art. 832 (della proprietà – contenuto del diritto – *Il proprietario ha il diritto di godere e disporre delle cose in modo pieno ed esclusivo, entro i limiti e con l'osservanza degli obblighi stabiliti dall'ordinamento giuridico*).

La categoria delle norme permissive e derogabili sono all'opposto delle norme cogenti.

-*cogenti* (o inderogabili) sono infatti le norme imperative o di ordine pubblico, perché l'applicazione di queste norme prescinde dalla volontà del soggetto, quindi impongo un determinato comportamento. Si pensi, ad es. alle norme penali.

-*derogabili* (o relative) sono le norme la cui applicazione non è di ordine pubblico, quindi l'applicazione è rimessa alla volontà del soggetto. Ne fanno parte le norme dispositive e le suppletive:

a) le norme *dispositive* regolano un rapporto, ma lasciano libere le parti di disciplinare quel rapporto in modo diverso o anche di disapplicare la norma e scegliere un regolamento diverso.

b) quelle *suppletive* invece suppliscono alla mancanza di volontà della parte. Quindi regolano un rapporto in mancanza della volontà delle parti.

-*eccezionali* se il legislatore emana una norma per regolamentare fattispecie di carattere eccezionale, legate ad un evento straordinario. Queste norme hanno una particolare caratteristica che è quella di disciplinare l'eccezionale fattispecie per cui sono state create ed hanno una durata legata al tempo necessario ad affrontare o a risolvere l'evento eccezionale, pertanto cessata la

P. Giaquinto-F. Ricciardi: MANUALE facile dell'OPERATORE SOCIO SANITARIO (O.S.S.)

6

situazione contingente vengono disattivate. Le norme eccezionali, a differenza di quelle ordinarie, sono quelle che derogano, in virtù di particolari esigenze, dai principi della materia o, in generale dall'ordinamento.

-*speciali* sono norme particolari che si contrappongono alla norme comuni e possono riguardare determinati soggetti o determinate fattispecie. Nell'ipotesi di conflitto fra norma generale e norma speciale è quest'ultima quella che prevale. Sono quelle che, per soddisfare particolari esigenze, si applicano solo in alcune materie (es. pesca), in alcune circostanze (es. il tempo di guerra), o per alcune categorie di soggetti (es. gli imprenditori commerciali).

-*interpretative* sono norme che hanno lo scopo di chiarire norme dal contenuto oscuro, quindi il legislatore interviene con una nuova legge al solo fine di chiarire la norma già esistente.

Eccezionalmente, in questo caso la funzione interpretativa è svolta dallo stesso legislatore ed in questo caso la nuova legge diventa retroattiva, cioè si applica da quando è entrata in vigore la precedente. Il motivo della sua retroattività è appunto perché la norma che va ad interpretare è già in vigore. In questo caso l'interpretazione è detta autentica perché è fatta dallo stesso legislatore.

-*primarie* sono le norme che pongono un precetto (ad esempio l'art. 1343 c.c.) e si distinguono dalle norme che pongono solo una sanzione. La norma che pone la sanzione si chiama secondaria. Quindi il comando è primario e la sanzione secondaria.

Talvolta una norma può contenere sia il precetto che la sanzione.

Il precetto è il *comando* o l'ordine. La sanzione è la *reazione* che l'ordinamento prevede a carico del soggetto che non ha osservato il comando. Le sanzioni possono essere dirette o indirette:

a) dirette, sono quelle che realizzano il comando della norma in modo diretto come, ad esempio l'esecuzione forzata degli obblighi di non fare.

b) indirette quando realizzano il comando della norma in modo

P. Giaquinto-F. Ricciardi: MANUALE facile dell'OPERATORE SOCIO SANITARIO (O.S.S.)

7

indiretto (es l'obbligo al risarcimento danni auto da sinistro stradale), ossia con l'equivalente pecuniario del danno subito.

Le norme che contengono sia il precetto che la sanzione sono dette "perfette", quelle sprovviste di sanzione sono invece "imperfette".

Caratteristiche della norma giuridica sono l'ALTERITA', in quanto in ogni rapporto giuridico vi è sempre contrapposizione tra due o più parti (e chi è estraneo a tale rapporto viene definito "terzo"), la STATUALITA' in quanto ogni norma giuridica è emanazione della volontà dello Stato, e l'OBBLIGATORIETA' in quanto applicabile a chiunque anche coattivamente.

Sono norme giuridiche ad esempio gli articoli del Codice Civile.

Altri caratteri della norma sono la GENERALITÀ e l'ASTRATTEZZA: la norma deve essere concepita per fattispecie astratte che possono verificarsi in futuro e destinata a tutti i soggetti facenti parte della società.

§ 2. IL DIRITTO E LE SUE DISTINZIONI

Prima fondamentale distinzione che si suole compiere è quella tra diritto OGGETTIVO e SOGGETTIVO:

Il primo indica l'insieme di regole e norme che lo Stato impone ad ogni suo cittadino in difesa dei suoi diritti e per la tutela dello stesso ordinamento statale e giuridico.

Il diritto soggettivo invece è il riconoscimento che lo Stato fa ad ogni cittadino per agire in difesa dei propri interessi personali.

Da qualche tempo di parla anche di interessi *diffusi* o collettivi cioè non riguardanti una singola persona ma intere collettività (es la tutela dell'ambiente).

Ulteriore distinzione si fa tra diritto PUBBLICO e PRIVATO.

Il primo regola l'organizzazione dello Stato e degli altri Enti pubblici ed il rapporto tra questi ed il cittadino.

Fanno parte del diritto pubblico il diritto *amministrativo,* il diritto *costituzionale,* il diritto *penale,* il diritto *processuale,* il diritto (pubblico) *del lavoro,* il diritto *ecclesiastico,* il diritto *finanziario* ed il diritto (pubblico) *della navigazione.*

P. Giaquinto-F. Ricciardi: MANUALE facile dell'OPERATORE SOCIO SANITARIO (O.S.S.)

8

Il secondo regola i rapporti tra cittadini non portatori di interessi pubblici, fissando presupposti e limiti agli interessi dei singoli.
Secondo tradizione scoolastica, fanno parte del diritto privato, il diritto *civile*, il diritto *commerciale*, il diritto (privato) *del lavoro* ed il diritto (privato) *della navigazione*.

§ 3. LE FONTI DEL DIRITTO

L'espressione "fonte del diritto" è usato in due accezioni, la prima per indicare le fonti di *produzione* cioè quelle che formano effettivamente le norme dell'ordinamento giuridico, la seconda per indicare le fonti di *cognizione*, cioè le raccolte ufficiali di legge che servono a portare queste ultime a conoscenza dei cittadini.
Tradizionalmente sono considerate fonti del diritto italiano:

LA COSTITUZIONE
LE LEGGI
I REGOLAMENTI
GLI USI

La nascita dell'Unione Europea ha però fatto entrare in questa gerarchia anche l'ORDINAMENTO COMUNITARIO che emana norme *sovranazionali* a cui l'ordinamento giuridico italiano (come quello di ogni altro paese membro dell'UE) deve attenersi, come previsto dall'articolo 110 della Costituzione. La Corte Costituzionale ha stabilito perciò che le leggi ordinarie devono uniformarsi alle norme europee che quindi si pongono gerarchicamente prima di queste.

§ 4. L'INTERPRETAZIONE DELLA NORMA

L'interpretazione è quella tecnica che serve a stabilire, tra i diversi significati di una norma, quello applicabile alla fattispecie concreta.
L'articolo 12 delle cosiddette *preleggi* stabilisce che nell'applicare una legge, ad essa non si può dare altro significato che quello espresso dalle parole; nel caso una controversia non si possa decidere con una precisa disposizione, si applicherà a questa le disposizioni che regolano casi simili; se neanche così si riuscisse,

si deciderà secondo i principi generali dll'ordinamento giuridico.
In virtù di tali disposizioni possiamo avere diversi tipi di interpretazione:
-*letterale*: è la prima in assoluto. Bisogna interpretare la norma dalle parole con cui è scritta.
-*logica*: è quella che considra non solo il senso strettamente letterale, ma anche le intenzioni del legislatore, la ratio iuris.
-*sistematica*: è quella che interpreta la norma tenendo presente il contesto in cui è inserita, ossia il complesso di altre norme che compongono l'insieme a cui appartiene.
Secondo i soggetti che la applicano poi, l'interpretazione può essere:
-*dottrinale*, che è quella effettuata dai teorici del diritto, studiosi o ricercatori;
-*giudiziale*, che è quella operata dai giudici nelle loro sentenze.
-*autentica*, che è quella che viene effettuata dagli stessi organi legislativi, che con altre norme spiegano quelle da interpretare.

§ 5. LA NORMA NEL TEMPO E NELLO SPAZIO

TEMPO
Dopo la sua *promulgazione*, la legge viene inserita nella Raccolta ufficiale degli Atti normativi della Repubblica Italiana e pubblicata sulla Gazzetta Ufficiale.
Entra poi ufficialmente in vigore il quindicesimo giorno successivo alla sua pubblicazione: questo lasso di tempo viene definito di *vacatio legis*, che, per opportunità può essere allungato, accorciato o addirittura annullato, come spesso avviene per leggi a carattere finanziario.
A tutti è fatto obbligo di osservare una legge anche se non ne si è venuti a conoscenza: *ignorantia legis non excusat*.
Vige il principio, ereditato dalla tradizione romana, della *irretroattività* della legge, salvo casi particolari in cui vengono espressamente previste disposizioni che modifichino fatti o situazioni passate, salvi sempre i rapporti già consolidati e

definiti.

Ogni legge infine può avere vita limitata, essendo possibile che venga abrogata, o direttamente dal legislatore con dichiarazione espressa, o tacitamente quando promulga una legge successiva incompatibile con la precedente; oppure mediante referendum popolare detto appunto "abrogativo".

SPAZIO

In via generale, vige il criterio di *territorialità* della norma giuridica, cioè in Italia si applicano le leggi dell'Ordinamento Italiano; ma possono verificarsi situazioni in cui è dubbia l'applicazione della legge di un Paese piuttosto che di un altro. A tali quesiti risponde il quello che viene impropriamente definito diritto privato internazionale, normato in Italia con la legge 31/05/1995 n. 218, che stabilisce i criteri per decidere, caso per caso, l'applicabilità delle leggi di un paese piuttosto che quelle di un altro.

§ 6. LE RACCOLTE DI NORME. LEGGI, CODICI E TESTI UNICI

La legge è la fonte di produzione principale del nostro Stato; è espressione diretta della sua volonta ma non esclusiva, vista l'esistenza, per determinate materie della concorrente competenza legislativa delle Regioni.

Fra tutte le raccolte di leggi dello Stato particolare importanza hanno i CODICI (Codice Civile, Penale, di Procedura Civile, di Procedura Penale, Codice della Navigazione, Codice della Strada).

I Codici sono dunque raccolte di norme che disciplinano, ciascuno, un aspetto particolare dell' ordinamento giuridico, ossia testi organici che hanno valore normativo in sè.

Il CODICE CIVILE in Italia nasce sulle ceneri del Codice del Commercio nel 1942, ed è frutto di una lenta e progressiva maturazione sull'esempio della codicistica francese, la più evoluta in campo europeo, in particolare nell'affermazione del principio di eguaglianza dei cittadini davanti alla legge.

P. Giaquinto-F. Ricciardi: MANUALE facile dell'OPERATORE SOCIO SANITARIO (O.S.S.)

11

Nel Codice sono racchiusi i principi cardine dell'ordinamento civilistico italiano con riferimenti alle disposizioni ed al pensiero della nostra carta costituzionale che sarebbe stata promulgata qualche anno dopo con l'avvento della Repubblica.

In costante divenire e sottoposto a numerosissime modifiche nel corso degli anni, il Codice consta attualmente di 2969 articoli divisi in *sei* Libri ognuno trattante una specifica materia:

1) Disciplina delle persone e della famiglia
2) Successioni
3) Proprietà
4) Obbligazioni
5) Lavoro
6) Tutela dei diritti.

A corollario del Codice Civile, i legislatori hanno fatto precedere un insieme di 31 articoli, dette *"Disposizioni sulla Legge in generale"* o *"preleggi"*, che contengono l'enunciazione di importantissimi principi in materia interpretativa e legislativa.

Tra questi ricordiamo l'articolo 1, che elenca le cd "fonti" del diritto; l'articolo 11 che disciplina l'efficacia della legge nel tempo; l'articolo 12 che disciplina i criteri da seguire nell'interpretazione delle leggi.

I cosiddetti TESTI UNICI infine sono fondamentalmente raccolte o riordini di leggi già in vigore, fatte per favorirne la diffusione e la conoscenza (ad esempio, il TUEL, Testo Unico degli Enti Locali, che disciplina i rapporti tra il cittadino e le istituzioni locali.

§ 7. I RAPPORTI GIURIDICI

Il rapporto giuridico è la *relazione tra due parti regolato dall'ordinamento giuridico*.

Una delle due parti è portatrice di un diritto da difendere (parte *attiva*), l'altra è destinataria di un dovere da adempiere (parte *passiva*).

Il rapporto giuridico da luogo a situazioni giuridiche che possono essere *attive* o *passive*.

Tra quelle attive ricordiamo:

-il *diritto soggettivo*, che è l'esplicazione più ampia del diritto del singolo individuo che può decidere se tutelare o meno i propri interessi. L'esercizio di un diritto soggettivo è distinto dalla sua realizzazione, infatti il creditore, quando esige il pagamento del dovuto esercita un suo diritto che però si realizzerà, ossia sarà soddisfatto, solo quando il creditore avrà adempiuto al suo obbligo.

-se tale interesse è fatto valere nei confronti della Pubblica Amministrazione (PA), assume il nome di *interesse legittimo*, e consiste nel diritto a che la stessa P.A. agisca secondo legge.

-la *potestà*, che è il potere/dovere attribuito ad un singolo di agire nell'interesse altrui (ad esempio la patria potestà).

-la *facoltà* che è una manifestazione di volontà estrinsecabile o meno dal soggetto che ne è investito.

Dalla definizione di *rapporto giuridico* nasce la principale classificazione dei vari diritti, distinti in:

-diritti *patrimoniali*, che sono quelli aventi ad oggetto interessi economici;

-diritti *non patrimoniali* che sono quelli aventi ad oggetto interessi di tipo morale o comunque non economico; tra questi i diritti detti "personalissimi" come il diritto alla vita e di famiglia;

-diritti *assoluti*, ossia quelli che possono essere difesi contro chiunque (*erga omnes*);

-diritti *relativi*, che invece possono essere fatti valere solo contro singole o determinate persone (es le obbligazioni che appunto obbligano il solo debitore);

-diritti *di obbligazione*, che impongono a qualcuno di fare o non fare qualcosa suscettibile di valutazione economica;

-diritti *reali* che hanno per oggetto una cosa, valgono erga omnes e impongono a chiunque l'obbligo di rispettare l'esercizio della cosa stessa.

I diritti possono essere poi *trasmissibili* o *intrasmissibili, principali* ed *accessori*.

P. Giaquinto-F. Ricciardi: MANUALE facile dell'OPERATORE SOCIO SANITARIO (O.S.S.)

13

§ 8. IL CONCETTO E LE CLASSIFICAZIONI DEL DIRITTO DEL LAVORO

Secondo la Carta costituzionale il lavoro è *"ogni attività o funzione diretta al progresso materiale e spirituale della società"* (art. 4, comma 2). Il diritto al lavoro è riconosciuto "a tutti i *cittadini"* (art. 4, comma 1) ed allo scopo di renderlo effettivo ed operante "la Repubblica *promuove tutte le condizioni opportune, eliminando anche gli ostacoli che impediscano l'effettiva partecipazione di tutti i cittadini all'organizzazione politica, economica e sociale del Paese"* (art. 3, comma 2).

Il *diritto del lavoro,* inteso in senso lato, può essere definito come *"l'insieme delle norme che disciplinano il rapporto di lavoro* – ossia la relazione giuridica intercorrente tra il prestatore ed il datore di lavoro – *e che tutelano oltre che l'interesse economico, anche la libertà, la dignità e la personalità del lavoratore".* Tale relazione rappresenta un rapporto giuridico *complesso,* avente ad oggetto tanto l'obbligo del lavoratore di prestare la propria attività e l'obbligo del datore di corrispondere la retribuzione, quanto una molteplicità di situazioni giuridiche soggettive attive e passive, facenti capo alle due parti del rapporto.

Il diritto del lavoro è una disciplina giuridica relativamente nuova, sviluppatasi essenzialmente a partire dai primi anni dell'Ottocento, quando emerse con tutta evidenza la necessità di mediare le esigenze della tutela dei lavoratori con quelle della produzione. Disciplina che ha subito un'evoluzione fortemente condizionata dalle varie fasi attraversate nella storia sociale, economica e politica del nostro Paese.

§ 9. IL RAPPORTO DI LAVORO SUBORDINATO

L'art. 2094, c.c., riferendosi al rapporto di lavoro alle dipendenze di un'impresa, definisce il lavoratore subordinato come colui che "si obbliga mediante retribuzione a collaborare nell'impresa, prestando il proprio lavoro intellettuale alle dipendenze e sotto la direzione *dell'imprenditore".*

Se il legislatore ha collocato la disciplina del rapporto di lavoro

P. Giaquinto-F. Ricciardi: MANUALE facile dell'OPERATORE SOCIO SANITARIO (O.S.S.)

14

nell'ambito della disciplina dell'impresa posta dal libro V del codice civile, la ragione di tale sistemazione è da ricercare nella prospettiva adottata dal Codice del 1942, secondo cui il rapporto di lavoro, anche quando non sia inerente all'esercizio di un'impresa, viene tuttavia modellato sulle esigenze tipiche di questa (in tal senso, cfr GHERA). Per i rapporti di lavoro con datori non imprenditori provvede l'art. 2239, c.c., che dispone l'applicabilità anche a questi ultimi della normativa del lavoro nell'impresa, in quanto compatibile con la specialità del rapporto. Gli elementi indispensabili per qualificare un rapporto lavorativo come "subordinato" sono quindi la *subordinazione* e la *collaborazione* del lavoratore.

LA SUBORDINAZIONE
La subordinazione rappresenta l'elemento qualificante del rapporto di lavoro in oggetto, indipendentemente dal luogo in cui questo si svolge, e ciò in quanto esso implica per definizione una prestazione non autonoma, ma svolta alle dipendenze e sotto la direzione del datore o di chi per lui.
La subordinazione del lavoratore presenta i seguenti caratteri:
-è tecnica e funzionale, consiste cioè nella sottoposizione dei lavoratori alle direttive del datore di lavoro cui spetta di determinare le modalità di esplicazione dell'attività lavorativa, entro i limiti fissati dalla legge e dal contratto collettivo a tutela della personalità e della dignità del lavoratore (artt. 35, 41 Cost.).;
-è *personale*, in quanto investe la personalità stessa del lavoratore, assoggettato perciò al potere direttivo e disciplinare del datore e dei collaboratori di questo dai quali gerarchicamente dipende (art. 2086 c.c.) ;
-è *patrimoniale*, avendo origine contrattuale e ricollegandosi alla retribuzione.
-è *costante*, poiché variano solo, in relazione alle mansioni a ciascuno attribuite, i *limiti* della subordinazione.

LA COLLABORAZIONE

Venendo all'altro carattere costitutivo del rapporto di lavoro subordinato, e cioè la collaborazione, essa è il risultato della prestazione dell'attività del lavoratore e, nello stesso tempo, il criterio per la tipicizzazione della subordinazione.

Più in dettaglio, si ritiene che la collaborazione si specifichi:

nella continuità: infatti, oltre l'inserzione del prestatore nell'organizzazione aziendale, ai fini della collaborazione prevista dall'art. 2094 c.c. è da ritenere decisiva la continuità o disponibilità nel tempo, della prestazione di lavoro verso il datore, nella quale è da ravvisare l'aspetto caratteristico dell'attuazione del vincolo della subordinazione;

nell'inserimento del lavoratore all'interno dell'organizzazione produttiva.

§ 10. IL LAVORO PROFESSIONALE

Esistono alcune attività lavorative caratterizzate da un forte grado di autonomia, per il cui esercizio occorre una formazione specialistica elevata o di tipo universitaria. Maggiore è l'autonomia di un ruolo, maggiore è il suo livello di professionalità; in questo ambito non sono previsti elenchi predefiniti di mansioni da svolgere, ed è il singolo lavoratore che definisce ciò che può (e soprattutto che sa) fare e ciò che invece ritiene non sia in grado di fare. Tale lavoratore viene definito "professionista".

Tra le diverse professioni a noi riguardano da vicino quelle definite "intellettuali", quali, ad esempio, l'avvocato, il giornalista, il notaio, l'architetto, l'ingegnere, il medico, e, aggiunte di recente, anche l'infermiere e l'ostetrica. Requisito per esercitare legittimamente queste professioni è l'iscrizione nell'apposito Albo Professionale.

La mancanza di titolo di studio o iscrizione nell'apposito Albo professionale, può far incorrere nel reato previsto dall'articolo 348 C.P., che recita: "....chiunque abusivamente esercita una

P. Giaquinto-F. Ricciardi: MANUALE facile dell'OPERATORE SOCIO SANITARIO (O.S.S.)

16

professione, per la quale è richiesta una speciale abilitazione da parte dello Stato, è punito con la reclusione fino a sei mesi o con la multa".

In tutti i casi citati è il lavoratore che, in modo più o meno autonomo, decide la prevalenza dell'attività da svolgere. Ma autonomia non significa esenzione da responsabilità, assunte invece pienamente nel momento in cui si decide di eseguire una determinata prestazione; la responsabilità è personale e non declinabile, ossia non si può definirsi esenti da responsabilità inerenti il proprio ruolo e le proprie funzioni.

Si distinguono tradizionalmente due tipi di responsabilità:

-MORALE, cioè quella derivante dal mancato rispetto di norme non scritte di ordine etico-morali (es svolgere con coscienza il proprio lavoro)

-GIURIDICA, che si distingue in *penale* e *civile*. Quella penale (sempre *personalissima*) deriva dall'inosservanza delle norme previste dal Codice Penale e comporta come sanzione una pena anche di tipo detentivo (arresto o reclusione); quella civile deriva dall'inosservanza di norme poste a tutela del bene dei cittadini, e che prevedono come conseguenza, l'onere del risarcimento del danno causato.

§ 11. IL PUBBLICO IMPIEGO

Il rapporto di *lavoro pubblico* è la "relazione lavorativa che intercorre tra lo Stato o un ente pubblico non economico e un soggetto privato".

Il rapporto di pubblico impiego è un rapporto di lavoro dipendente che si distingue dal rapporto di impiego privato in ragione di alcuni caratteri peculiari che la dottrina dominante individua: nella natura pubblica dell'ente datore di lavoro; nella continuità; nella professionalità nell'inserimento del lavoratore nell'organizzazione dell'ente; nella predeterminazione della retribuzione.

Il rapporto di pubblico impiego è regolato dal D.Lgs. 3 febbraio

P. Giaquinto-F. Ricciardi: MANUALE facile dell'OPERATORE SOCIO SANITARIO (O.S.S.)

17

1993, n. 29 e successive modifiche (disciplina oggi integrata nel D.Lgs n. 165/2001 recante "norme generali sull'ordinamento del lavoro alle dipendenze delle amministrazioni pubbliche") con il quale è stata realizzata la c.d. privatizzazione del pubblico impiego e la riforma della dirigenza pubblica.

L'art. 2, co. II, del D.Lgs. 29/1993 citato, nel testo sostituito dall'art. 2, D.Lgs. 546/1993, disponeva che "I rapporti di lavoro dei dipendenti delle amministrazioni pubbliche sono disciplinati dalle disposizioni del capo I, titolo II del libro V del Codice Civile e dalle leggi sui rapporti di lavoro subordinato nell'impresa, salvi i limiti stabiliti dal presente decreto per il perseguimento degli interessi generali cui l'organizzazione e l'azione amministrativa sono indirizzate". Con tale disposizione venne realizzata la riconduzione del rapporto di lavoro pubblico sotto la disciplina del diritto comune e con la sua contrattualizzazione. Si fa eccezione, tuttavia, per alcune categorie che restano escluse dalla privatizzazione: magistrati ordinari ed amministrativi, avvocati e procuratori dello Stato, personale militare e delle forze di polizia, dirigenti generali ed equiparati, personale delle carriere diplomatica e prefettizia.

Differenze notevoli fra la disciplina del pubblico impiego e quella del lavoro privato permangono, anche a seguito della c.d. *privatizzazione*, soprattutto in materia di assunzione, che nel settore pubblico avviene, di regola, *mediante concorso* pubblico (art. 97, co. III, Cost.).

Tra le peculiarità che contraddistinguono il lavoro pubblico, rileva anche un regime di incompatibilità tra tale rapporto e altre attività di lavoro. Tale principio trova la sua ratio nell'originaria concezione dei pubblici dipendenti che l'art. 98 Cost. sancisce essere al servizio della nazione. Le disposizioni in materia di incompatibilità, infatti, non si applicano ai dipendenti pubblici in regime di tempo parziale, con prestazione lavorativa non superiore al 50% di quello a tempo pieno (legge 626 del 1996), ai quali viene così concesso l'esercizio di un'ulteriore attività

P. Giaquinto-F. Ricciardi: MANUALE facile dell'OPERATORE SOCIO SANITARIO (O.S.S.)

18

lavorativa subordinata o autonoma, anche di natura professionale, che non sia in conflitto con gli interessi dell'amministrazione di appartenenza.

§ 12. LA RESPONSABILITÀ ED IL PROCEDIMENTO DISCIPLINARE
Anche la materia della responsabilità disciplinare del dipendente pubblico è stata attratta nell'operazione di privatizzazione del pubblico impiego, con assimilazione della relativa disciplina a quella privatistica. Dispone infatti l'art. 55 del Dlgs 165 del 2001 che, ferma restando la disciplina attualmente in vigore in materia di responsabilità civile, amministrativa, penale e contabile, ai dipendenti delle amministrazioni pubbliche con rapporto di lavoro privatizzato si applicano l'art. 2106 del codice civile e l'art. 7, commi I, V e VIII, della legge 20 maggio 1970, n. 300.
La legge sul pubblico impiego (come i contratti di tipo privatistico) prevede un percorso di tipo *sequenziale* e *rigido* per l'irrogazione di sanzioni disciplinari, ossia il compimento di una serie di atti per giudicare il dipendente ed eventualmente irrogare una sanzione disciplinare, Tale sequenza di atti è detta "procedimento disciplinare". Nell'irrogare una sanzione si tiene conto della gravità dell'accaduto: i tipi di sanzione, secondo il principio di gradualità, possono variare dal *rimprovero verbale* al *licenziamento senza preavviso*. Essi sono:
-RIMPROVERO VERBALE: anche se così chiamato va comunque redatto in forma scritta ma non determina alcuna conseguenza sul dipendente, consistendo in una mera nota di demerito;
-RIMPROVERO SCRITTO; in questo caso è considerato una grave nota di biasimo, e può determinare in caso di recidiva, l'irrogazione di sanzioni più gravi. Decade dopo 2 anni;
-MULTA; non è superiore a 4 ore di retribuzione;
-SOSPENSIONE DAL SERVIZIO senza retribuzione per dieci giorni;
-SOSPENSIONE DAL SERVIZIO senza retribuzione fino ad un massimo di sei mesi;
-LICENZIAMENTO *con* preavviso;

-LICENZIAMENTO *senza* preavviso.

§9. DIRITTI E DOVERI DEL LAVORATORE SUBORDINATO

Sono doveri del lavoratore dipendente:

la DILIGENZA, inteso come dovere di eseguire con scrupolo ed attenzione la mansione affidata;

l'OBBEDIENZA, ossia l'obbligo di osservare le disposizioni impartite dal datore di lavoro;

la FEDELTÀ, ossia l'obbligo di tutelare gli interessi del datore di lavoro;

il DIVIETO DI CONCORRENZA, ossia l'obbligo di non trattare affari in concorrenza al proprio datore di lavoro;

l'OBBLIGO DI RISERVATEZZA, ossia quello di non divulgare notizie relative all'organizzazione del lavoro e ai metodi di produzione.

Circa invece i *diritti*, questi si dividono in patrimoniali e personali. Tra i primi:

DIRITTO ALLA RETRIBUZIONE: il lavoro deve essere pagato e la retribuzione deve seguire i principi della *proporzionalità* (in base alle ore prestate), *sufficienza* (deve essere tale da garantire un'esistenza "libera e dignitosa"), *determinatezza* (secondo i parametri stabiliti dalla contrattazione collettiva), *obbligatorietà* (è un diritto irrinunciabile del lavoratore), e *continuità* (spetta anche in caso di assenza per malattia o ferie).

DIRITTO AL TRATTAMENTO DI FINE RAPPORTO (T.F.R.): è la *liquidazione* di fine rapporto.

Altri diritti particolari sono spettanti ai lavoratori in base alla tipologia del lavoro prestato.

Tra i secondi:

DIRITTO AD ESEGUIRE LA MANSIONE LAVORATIVA: nessuno può essere costretto ad eseguire mansioni *inferiori* a quelle per cui è stato assunto salvo che per tutelare la sua salute. Si può essere invece assegnati a mansioni superiori, che se protratte per oltre tre mesi, determinano l'inquadramento effettivo nel ruolo assegnato.

P. Giaquinto-F. Ricciardi: MANUALE facile dell'OPERATORE SOCIO SANITARIO (O.S.S.)

20

TUTTI I DIRITTI PREVISTI NEL CD STATUTO DEI LAVORATORI: tra gli altri diritti previsti dalla legge 300 del 20.05.1970 ricordiamo il diritto all'integrità fisica e psichica, la libertà di opinione, il diritto alla riservatezza e il diritto allo studio e quello di essere chiamato a ricoprire ruoli istituzionali anche retribuiti, il diritto di svolgere attività sindacale.

§ 10. CAUSE DI CESSAZIONE DEL RAPPORTO DI LAVORO
Il rapporto di lavoro dipendente si estingue per:

-SCADENZA DEL TERMINE (per i contratti a tempo determinato);

-MORTE del lavoratore;

-ACCORDO TRA LE PARTI, ossia dimissioni del lavoratore conseguenti ad una intesa;

-IMPOSSIBILITÀ SOPRAVVENUTA o FORZA MAGGIORE (es. la carcerazione del lavoratore);

-RECESSO di una delle parti (licenziamento o dimissioni)

IL LICENZIAMENTO INDIVIDUALE
Il licenziamento di un lavoratore può avvenire per uno scorretto comportamento del lavoratore, e allora è di tipo *disciplinare*. Esso può essere per *giusta causa*, o per *giustificato motivo soggettivo*.
L'impugnazione contro un licenziamento ritenuto illegittimo o ingiusto, va proposto davanti ad un Giudice del Lavoro.
La legge 92 del 2012 (cd. Legge FORNERO) ha profondamente modificato la disciplina del licenziamento e della tutela del lavoratore contro licenziamenti dichiarati invalidi o discriminatori.
In particolare prima della legge, se il giudice accertava l'inefficacia del licenziamento, il lavoratore veniva reintegrato nella sua posizione e risarcito.
Oggi invece sono previsti 4 graduali regimi sanzionatori in base alla gravità dei vizi del licenziamento:
-reintegrazione con risarcimento integrale;
-reintegrazione con risarcimento limitato nel massimo a 12

mensilità;

-indennità risarcitoria senza versamento contributivo tra 12 e 24 mensilità;

-indennità risarcitoria in misura ridotta tra 6 e 12 mensilità.

Circa i lavoratori pubblici, dopo l'entrata in vigore dell'ultima riforma del pubblico impiego (riforma MADIA) ed il riassetto del Testo Unico, rilevanti novità sono state introdotte soprattutto in materia di licenziamento del dipendente inefficiente, assenteista o colpevole di reati contro la Pubblica Amministrazione; il decreto conferma inoltre la responsabilità disciplinale del Dirigente che, pur essendo a conoscenze di gravi inadempienze di altri lavoratori, non le denunci.

Viene invece confermata, per i dipendenti pubblici, la validità dell'articolo 18 dello Statuto dei Lavoratori nella versione ante legge FORNERO e *ante* Jobs Act.

P. Giaquinto-F. Ricciardi: MANUALE facile dell'OPERATORE SOCIO SANITARIO (O.S.S.)

22

CAPO SECONDO

CENNI DI LEGISLAZIONE SANITARIA
Pietro Giaquinto

§ 1. IL S.S.N. E LE PRINCIPALI RIFORME

L'articolo 32 della Costituzione, annovera, tra i fini perseguiti dallo stato, quello del diritto alla salute dei suoi cittadini.

La prima attuazione di tale principio (cd prima riforma) si è avuta con la legge 23 dicembre 1978 n. 833 che ha di fatto istituito il SERVIZIO SANITARIO NAZIONALE, sostituendo il vecchio sistema mutalistico (la cosiddetta "Cassa Mutua").

L'innovazione fondamentale apportata da tale legge, è stata il superamento del vecchio concetto di "cura" che viene sostituito con quello di "prevenzione".

Successivamente, il Decreto Legislativo n. 502 del 30 dicembre 1992 (poi modificata dalla legge n. 517 del 1993 e successive) provvede al riassetto del Servizio Sanitario Nazionale uniformando i livelli di assistenza su tutto il territorio nazionale e ponendo in essere un nuovo modello dello stesso secondo criteri di competitività e partecipazione del cittadino (seconda riforma).

Principale innovazione è che le USL diventano AZIENDE OSPEDALIERE dotate di personalità giuridica pubblica, autonomia organizzativa, amministrativa, contabile gestionale e tecnica; si introduce altresì la figura del DIRETTORE GENERALE che sostituisce i Comitati di Gestione.

La terza riforma invece avviene con la legge delega 30.11.1998 n. 419 seguita dal Decreto Legislativo 19.06.1999 n. 229.

I punti principali di questa riforma sono il rafforzamento del ruolo di Comuni e Regioni, l'aziendalizzazione del sistema sanitario (AZIENDA USL), la suddivisione in distretti, l'individuazione delle tariffe per le prestazioni erogate da strutture accreditate, la riforma della dirigenza sanitaria.

Le aziende USL sono rette da un Direttore Generale coadiuvato da

P. Giaquinto-F. Ricciardi: MANUALE facile dell'OPERATORE SOCIO SANITARIO (O.S.S.)

23

un Direttore Amministrativo (che si occupa della gestione amministrativo-contabile dell'Azienda) e da un Direttore Sanitario (preposto alla gestione degli aspetti operativi e professionali dell'Ente). Essi sono nomitati personalmente dal Direttore Generale e durano in carica 5 anni; oggi tali figure, e le modalità di nomina sono oggetto di revisione politico-amministrativa.

Altri organismi di supporto alla gestione dell'Azienda sono il Consiglio dei Sanitari (organo di consulenza tecnico-sanitaria presieduto dal Direttore Sanitario e che fornisce pareri obbligatori ma non vincolanti) e il Collegio di Direzione (con funzioni di programmazione e valutazione delle attivita tecnico-sanitarie e di quelle ad "alta integrazione sociosanitaria").

Ogni azienda è suddivisa in distretti sanitari di base, dipartimenti di prevenzione e da presidi ospedalieri non costituiti in aziende ospedaliere.

Si definiscono meglio i LIVELLI ESSENZIALI DI ASSISTENZA (LEA) - (vedi poi il § 3 sui nuovi LEA 2017), si attribuiscono nuovi ruoli alle Regioni e si attribuisce, come detto, un ruolo importante al distretto a cui la terza riforma riconosce autonomia gestionale ed economica e che resta il principale punto di riferimento dell'azienda sul territorio a contatto col cittadino, garantendo assistenza polispecialistica ambulatoriale, servizi di prevenzione e cura delle tossicodipendenze, servizi consultoriali per l'infanzia la donna e la famiglia, e assistenza domiciliare integrata.

Accanto alle Aziende USL esistono le AZIENDE OSPEDALIERE. Queste sono quei complessi ospedalieri che per dimensioni, complessità organizzativa ed alto lievllo di intervento sono stati separati dalle USL e dotati di una propria autonomia gestionale. La *ratio* di tale separazione è da ricercarsi nell'intento di dotare di maggiore agilità organizzativa *sia* i grandi complessi ospedalieri, *sia* le stesse USL; ciò infatti ha permesso ai primi di crescere dal punto di vista delle strutture e dell'attrezzatura tecnologica, alle seconde di concentrarsi maggiormente sulla crescita e la gestione dei centri ospedalieri minori.

§ 2. IL PIANO SANITARIO

La sanità in Italia segue le direttive imposte dai cosiddetti "Piani Sanitari", sia Nazionali che Regionali.

Il *Piano Sanitario Nazionale* detta le linee guida del Servizio Sanitario ed è il principale strumento di programmazione sanitaria con il quale vengono stabiliti gli obiettivi fondamentali di prevenzione cura e riabilitazione da assicurare su tutto il territorio nazionale nel rispetto degli obiettivi di programmazione socio-economici.

Il Piano Sanitario Regionale ha invece il compito di uniformarsi a quanto previsto nel Piano Nazionale e definire gli obiettivi da realizzare nell'arco di tre anni.

In particolare ha il compito di garantire, in ambito regionale, i livelli essenziali di assistenza (LEA) previsti dal Piano Nazionale, divisi per macro-aree:

- assistenza sanitaria collettiva in ambiente di vita e di lavoro;
- assistenza distrettuale;
- assistenza ospedaliera.

Nella prima rientrano:

La *profilassi delle malattie infettive*, la *tutela dai rischi* connessi agli ambienti di vita e di lavoro; la *tutela igienico-sanitaria* degli alimenti; la *sanità veterinaria*.

Nella seconda:

L'*assistenza sanitaria di base*, l'*assistenza farmaceutica*, l'*assistenza ambulatoriale* e *domiciliare*.

Nella terza:

L'*attività di pronto soccorso*, la *degenza ordinaria*, il *day hospital*, la *riabilitazione* e l'*attività trasfusionale* e di *trapianto di organi*.

Coerentemente con quanto individuato nel Piano Nazionale, si muove il Piano Nazionale della Prevenzione (legge 311/2004), che individua come obiettivi la "prevenzione cardiovascolare, la diagnosi precoce dei tumori, le vaccinazioni e la prevenzione degli incidenti".

P. Giaquinto-F. Ricciardi: MANUALE facile dell'OPERATORE SOCIO SANITARIO (O.S.S.)

25

Altri riferimenti normativi rilevanti tra le leggi sanitarie sono:
-la legge 180 del 13 maggio 1978 (sui trattamenti sanitari volontari ed obbligatori): è la legge che di fatto supera il sistema manicomiale e dispone che nessuno può essere sottoposto a trattamento sanitario obbligatorio se non nei casi tassativamente previsti dalla legge.
-il DPR (Decreto Presidente della Repubblica) 309 del 9 ottobre 1990 che contiene la classificazione, in continuo aggiornamento, delle sostanze stupefacenti o psicotrope diviso in sei tabelle.
-la legge 104 del 5 febbraio 1992 sull'assistenza, l'integrazione sociale e i diritti delle persone con handicap; è una legge che, in un complessivo quadro di promozione della ricerca scientifica, genetica, biomedica e psicopedagogica, tende ad agevolare le persone colpite da disabilità garantendo alle stesse un intervento assistenziale continuo.
-la legge 328 del 8 novembre 2000 per la realizzazione del sistema integrato di interventi e servizi sociali.

§ 3. I NUOVI L.E.A.
Abbiamo visto in precedenza che i Livelli essenziali di assistenza (LEA) sono le *prestazioni* e i *servizi* che il Servizio sanitario nazionale è tenuto a fornire a tutti i cittadini, gratuitamente o dietro pagamento di una quota di partecipazione (*ticket*).
Dopo ben quindici anni di attesa lo scorso 12 gennaio 2017 sono entrati in vigore dei nuovi piani. Il provvedimento è stato predisposto in attuazione della legge di stabilità 2016 (articolo 1, commi 553 e 554, legge 28 dicembre 2015, n. 208), che ha ridisegnato l' intervento statale con molte novita´.
-AGGIORNAMENTO CONTINUO DEI LEA. E' la prima novità sostanziale: non bisognerà attendere altri 15 anni. E' stata difatti costituita la Commissione nazionale per l'aggiornamento dei LEA, con il compito di monitorarne costantemente il contenuto, escludendo prestazioni, servizi o attività che divengano obsoleti e valutando di erogare a carico del SSN trattamenti che, nel tempo, si dimostrino *innovativi* o *efficaci* per la cura dei pazienti.

-VACCINI. Sono state incluse tra i LEA vaccinazioni già previste dal Calendario nazionale 2012-2014 (contro pneumococco e meningococco C nei nuovi nati; HPV nelle undicenni), e sono state introdotte nuove vaccinazioni, previste dal nuovo Piano Nazionale della Prevenzione Vaccinale 2017-2019: meningococco B, rotavirus e varicella nei nuovi nati; HPV nei maschi undicenni; meningococco tetravalente ACWY135 e richiamo anti-polio con IPV negli adolescenti; pneumococco e ZOSTER nei sessantacinquenni le vaccinazioni per i soggetti a rischio di tutte le età, come indicato nel PNPV e in altre normative nazionali sull'argomento.

Per tutte queste vaccinazioni è prevista l'offerta *gratuita* da parte dei servizi deputati alle attività vaccinali dislocati sul territorio nazionale. Trattandosi di prevenzione sanitaria di massa, e non prestazioni sanitarie di cura, i vaccini saranno completamente gratuiti, senza pagamento di alcun ticket. Quindi:

-i nuovi nati avranno diritto a cicli di base ed eventuali successivi richiami di vaccino per la prevenzione di difterite, tetano, pertosse, epatite B, polio, Haemophilus influenzae tipo b, pneumococco, meningococco B, rotavirus, morbillo, parotite, rosolia, varicella, meningococco C;

-gli adolescenti: vaccino anti-meningococco tetravalente ACWY135 e vaccino anti-HPV;

-i soggetti di età pari o superiore a 65 anni: vaccino anti-influenzale *stagionale*;

-i soggetti di età pari a 65 anni: vaccino anti-pneumococco e vaccino *anti-zoster*;

-i soggetti a rischio di tutte le età: le vaccinazioni previste dal PNPV e da altre normative nazionali sull'argomento.

NUOVO NOMENCLATORE DELLA SPECIALISTICA AMBULATORIALE. Include prestazioni tecnologicamente avanzate ed eliminando

P. Giaquinto-F. Ricciardi: MANUALE facile dell'OPERATORE SOCIO SANITARIO (O.S.S.)

27

quelle ormai *obsolete* e:

-individua chiaramente tutte le prestazioni di procreazione medicalmente assistita (PMA) che saranno erogate a carico del Servizio sanitario nazionale (fino ad oggi erogate solo in regime di ricovero);

-rivede profondamente l'elenco delle prestazioni di genetica e, per ogni singola prestazione, fa riferimento ad un elenco puntuale di patologie per le quali è necessaria l'indagine su un determinato numero di geni;

-introduce prestazioni di elevatissimo contenuto tecnologico (*adroterapia*) o di tecnologia recente (*enteroscopia* con microcamera ingeribile, *radioterapia* stereotassica).

NUOVO NOMENCLATORE DELL'ASSISTENZA PROTESICA. Il nuovo nomenclatore consentirà, tra l'altro, di prescrivere:

-ausili informatici e di comunicazione (inclusi i comunicatori oculari e le tastiere adattate per persone con gravissime disabilità)

-apparecchi acustici a tecnologia digitale;

-attrezzature domotiche e sensori di comando e controllo per ambienti (allarme e telesoccorso);

-posaterie e suppellettili adattati per le disabilità motorie, barella adattata per la doccia, scooter a quattro ruote, carrozzine con sistema di verticalizzazione, carrozzine per grandi e complesse disabilità, sollevatori fissi e per vasca da bagno, sistemi di sostegno nell'ambiente bagno (maniglioni e braccioli), carrelli servoscala per interni;

-arti artificiali a tecnologia avanzata e sistemi di riconoscimento vocale e di puntamento con lo sguardo.

MALATTIE RARE. Il provvedimento prevede un consistente ampliamento dell'elenco delle malattie rare (erogate in regime di esenzione), realizzato mediante l'inserimento di più di 110 nuove entità tra singole malattie rare e gruppi di malattie. Alcune tra le nuove malattie rare, quali la sarcoidosi, la sclerosi sistemica

P. Giaquinto-F. Ricciardi: MANUALE facile dell'OPERATORE SOCIO SANITARIO (O.S.S.)

28

progressiva, la miastenia grave, le sindromi da neoplasie endocrine multiple, gli iperinsulinismi congeniti.

MALATTIE CRONICHE. Sono introdotte sei nuove patologie esenti: 1) sindrome da talidomide, 2) osteomielite cronica, 3) patologie renali croniche, 4) rene policistico autosomico dominante, 5) endometriosi negli stadi clinici "moderato" e "grave", 6) broncopneumopatia cronico ostruttiva negli stadi clinici "moderato", "grave" e "molto grave"; - vengono spostate tra le malattie croniche alcune patologie già esenti come malattie rare, quali: 1) malattia celiaca, 2) sindrome di Down, 3) s. Klinefelter, 4) connettiviti indifferenziate.

SCREENING NEONATALE. Viene introdotto lo screening neonatale per la sordità congenita e la cataratta congenita; estensione a tutti i nuovi nati dello screening neonatale esteso per le malattie metaboliche ereditarie.

ENDOMETRIOSI. Viene previsto l'inserimento dell'endometriosi nell'elenco delle patologie croniche ed invalidanti, negli stadi clinici "moderato" e "grave". Di conseguenza, si riconosce alle pazienti il diritto ad usufruire in esenzione di alcune prestazioni specialistiche di controllo.

CELIACHIA. Diviene, da malattia rara, una malattia *cronica*. Ciò in quanto il percorso diagnostico di tale patologia non risulta, ad oggi, tortuoso, lungo e oneroso come avviene per i malati rari. - sono mantenute in esenzione tutte le prestazioni di specialistica ambulatoriale comprese nei LEA, utili al monitoraggio della patologia e alla prevenzione delle complicanze e degli eventuali aggravamenti. Come per tutte le malattie croniche è sufficiente una certificazione di malattia redatta da uno specialista del Servizio sanitario nazionale per ottenere il nuovo attestato di esenzione.

- Viene mantenuta la disciplina della concessione degli alimenti ai celiaci.

AUTISMO. Il nuovo schema di decreto recepisce la legge n. 134 del 2015, che prevede l'aggiornamento dei livelli essenziali di assistenza per la diagnosi precoce, la cura e il trattamento individualizzato dei disturbi dello spettro autistico. Le novità sono:

-qualità dell'assistenza: è previsto nel percorso di diagnosi, cura e trattamento l'impiego di metodi e strumenti basati sulle più avanzate evidenze scientifiche disponibili;

-integrazione nella vita sociale: viene promosso il reinserimento e l'integrazione del minore nella vita sociale mediante il raccordo dell'assistenza sanitaria con le istituzioni scolastiche e attraverso interventi sulla rete sociale formale ed informale

-coinvolgimento della famiglia: viene prestata attenzione alla partecipazione attiva della famiglia, con interventi di sostegno, formazione ed orientamento ad essa dedicati e coinvolgimento attivo nel percorso terapeutico.

PROCREAZIONE MEDICALMENTE ASSISTITA (PMA). Viene previsto l'inserimento nel nomenclatore della specialistica ambulatoriale di tutte le prestazioni necessarie nelle diverse fasi concernenti la procreazione medicalmente assistita, omologa ed eterologa (sino ad oggi erogate solo in regime di ricovero).

P. Giaquinto-F. Ricciardi: MANUALE facile dell'OPERATORE SOCIO SANITARIO (O.S.S.)

30

CAPO TERZO

L'OPERATORE SOCIO SANITARIO
Pietro Giaquinto

§ 1. LE FONTI NORMATIVE

Il profilo, il contesto operativo e relazionale e le attività dell'Operatore Socio-Sanitario (O.S.S.) sono definiti dagli artt. 1, 3, 4, 5 dell'accordo siglato in data 22 febbraio 2001 tra il Ministro della sanità, il Ministro per la solidarietà sociale e le regioni e province autonome di Trento e Bolzano, per la individuazione della figura e del relativo profilo professionale dell'Operatore e per la definizione dell'ordinamento didattico dei corsi di formazione.

Nel corso della conferenza vennero istituzionalizzati i compiti propri dell'Operatore e le modalità di accesso alla Professione. Pur non essendo la figura dell'Operatore Socio Sanitario una figura inquadrata professionalmente a pieno titolo, mancandone giuridicamente e sociologicamente numerosi aspetti, essa viene, da tal punto di vista, assimilata alle professioni quanto meno nella genesi normativa.

In particolare nell'accordo si può leggere:

"L'Operatore Socio Sanitario è l'operatore che, a seguito dell'attestato di qualifica conseguito al termine di specifica formazione professionale, svolge attività indirizzata a:

a) soddisfare i bisogni primari della persona, nell'ambito delle proprie aree;

b) favorire il benessere e l'autonomia dell'utente".

E ancora:

"La formazione dell' Operatore socio sanitario è di *competenza delle regioni e province autonome,* che provvedono alla organizzazione dei corsi e delle relative attività didattiche, nel rispetto delle disposizioni del presente decreto".

E relativamente all'ambito operativo:

"L'Operatore Socio Sanitario svolge la sua attività sia nel settore sociale che in quello sanitario in servizi di tipo socio - assistenziale e socio - sanitario, residenziali o semiresidenziali, in ambiente ospedaliero e al domicilio dell'utente".

La nuova figura dell' O.S.S. va così a sostituire ed incorporare tutte le vecchie figure parasanitarie nate fin dal 1984 (OSA OTA AADB ADEST).

L'Operatore Socio Sanitario dunque, in base alle proprie conoscenze e, *collaborando con altre figure professionali*, sa attuare i piani di lavoro.

In particolare, è in grado di utilizzare metodologie di lavoro comuni, collabora con l'utente e la sua famiglia nella cura dell'ambiente di vita, nella preparazione ed assunzione dei pasti, nella sanificazione e sanitizzazione degli ambienti.

Cura la pulizia e la conservazione dgli arredi e delle attrezzature compreso il riordino del materiale dopo l'assunzione dei pasti; cura il lavaggio e l'asciugatura del materiale da sterilizzare, garantisce la raccolta ed il corretto stoccaggio dei rifiuti, compreso il materiale biologico sanitario.

Sa svolgere attività finalizzate all'igiene personale, al cambio della biancheria, alla deambulazione dell'utente e al mantenimento, da parte dello stesso, di posture corrette.

In ausilio alla famiglia e ad altro personale, l'O.S.S. è in grado di provvedere a numerosi altri bisogni, quali l'assunzione di farmaci, la cura di piccole ferite, gli interventi di primo soccorso, l'assistenza all'animazione, il trasporto di utenti allettati, fino anche all'ausilio nella composizione della salma ed al disbrigo di pratiche burocratiche.

Requisiti di accesso ai corsi di formazione sono il possesso del diploma di scuola dell'obbligo ed il compimento del *diciassettesimo anno* di età alla data di iscrizione al corso stesso.

I corsi di formazione devono avere durata annuale per un numero di ore non inferiore a *mille* articolate secondo specifici moduli didattici e per determinate materie di insegnamento.

P. Giaquinto-F. Ricciardi: MANUALE facile dell'OPERATORE SOCIO SANITARIO (O.S.S.)

32

Le regioni e provincie autonome, attesa l'ampia possibilità di utilizzo dell' operatore socio sanitario, possono prevedere, per un più congruo inserimento nei servizi, moduli didattici riferiti a tematiche specifiche sia mirate all'utenza (ospedalizzata, anziana, portatrice di handicap, psichiatrica, con dipendenze patologiche ecc..) sia alla struttura di riferimento (residenza assistita, domicilio, casa di riposo, comunità,ecc.).

Oltre al corso di qualificazione di base sono previsti moduli di *formazione integrativa*, per un massimo di 200 ore di cui 100 di tirocinio; i moduli sono mirati a specifiche utenze e specifici contesti operativi, quali utenti anziani, portatori di handicap, utenti psichiatrici, malati terminali, contesto residenziale, ospedaliero, casa alloggio, RSA, centro diurno, eccetera.

Tutti i corsi comprendono un tirocinio guidato, presso le strutture ed i servizi nel cui ambito la figura professionale dell' Operatore Socio-Sanitario è prevista.

Al termine del corso gli allievi sono sottoposti ad una *prova teorica* e ad una *prova pratica* da parte di una apposita commissione d'esame, la cui composizione è individuata dal citato provvedimento regionale e della quale fa parte un esperto designato dall'assessorato regionale alla sanità ed uno dall'assessorato regionale alle politiche sociali.

§ 2. L'EVOLUZIONE DELLA FIGURA PROFESSIONALE

L'OPERATORE CON FORMAZIONE COMPLEMENTARE (O.S.S. CON F.C.)

Il più recente profilo di Operatore con Formazione Complementare (O.S.S. con F.C), è invece da attribuire all' Accordo Stato-Regioni del 26.01.2003.

Tale accordo disciplina la formazione *complementare* dell'O.S.S. che gli consente di coordinarsi in maniera più ampia con l'Infermiere e di collaborare con lo stesso, svolgendo attività assistenziali conformemente alle direttive del Responsabile dell' assistenza infermieristica o ostetrica e sotto il suo diretto controllo.

Quindi la nuova figura di O.S.S. con F.C. che ha seguito con profitto

P. Giaquinto-F. Ricciardi: MANUALE facile dell'OPERATORE SOCIO SANITARIO (O.S.S.)

33

il "modulo facoltativo complementare in assistenza sanitaria" svolge:

tutti i compiti propri dell'O.S.S.;

coadiuva l'infermiere in alcune attività aggiuntive in ambito assistenziale, igienico-sanitario, diagnostico e terapeutico.

Infatti provvede a:

-somministrare, per via naturale, la terapia prescritta;

-eseguire la terapia intramuscolare e sottocutanea;

-eseguire i bagni terapeutici, medicati, impacchi, frizioni e bendaggi;

-rilevare ed annotare la frequenza cardiaca, la frequenza respiratoria e la temperatura);

-praticare i clisteri;

-mobilizzare i pazienti per la prevenzione delle lesioni da decubito;

-riordinare, pulire, disinfettare e sterilizzare le apparecchiature, le attrezzature sanitarie ed i dispositivi medici;

-raccogliere escrezioni e secrezioni a scopo diagnostico;

-somministrare i pasti e le diete;

-preparare la salma;

-eseguire pedicure;

-sorvegliare le fleboclisi;

-eseguire le tricotomie.

L'O.S.S. CON F.C., UN INSERIMENTO POSSIBILE?

L'Operatore Socio-Sanitario con *formazione complementare* è, dunque, una nuova e *diversa* figura professionale che, nelle intenzioni, avrebbe dovuto fungere da raccordo più stretto tra l'Operatore e l'Infermiere.

In realtà, benchè prevista dalla normativa formalmente ancora in vigore, ha, ad oggi, trovato una scarsissima applicazione, pur essendo numerosi gli attestati rilasciati dai vari Enti Formatori.

La causa del mancato utilizzo è da ricercare, a mio avviso, nella scarsa differenzazione tra le due figure professionali e la troppo distanza tra il contesto ideale di riferimento e quello reale in cui l'Operatore con Formazione Complementare dovrebbe muoversi, considerando anche che ad una maggiore specializzazione dovrebbe corrispondere una retribuzione *adeguata*.

L'inserimento di questa figura nell'èquipe socio-sanitaria, dunque, avrebbe imposto di rivedere il classico binomio infermiere-medico legato soprattutto (se non esclusivamente) alla somministrazione dei farmaci, mettendo in luce che, per quanto riguarda la fornitura o l'approvvigionamento dei farmaci, la loro conservazione, il riordino del materiale usato e lo smaltimento dei rifiuti, non essendo azioni dirette al paziente e di per se standardizzabili, sono potenzialmente attribuibili all'O.S.S. con F.C., secondo protocolli operativi costruiti in seno all'èquipe infermieristica.

Tutta la problematica sembra comunque definitivamente superata dal recentissimo ddl Lorenzin (in corso di approvazione), che, di fatto, se approvato, cancellerebbe definitivamente la figura dell'Operatore Socio-Sanitario con formazione complementare.

IL COLLABORATORE SOCIO SANITARIO (C.S.S.)

Insomma le possibilità di inserimento dell'OSS con FC, come avevamo previsto, sono subito apparse di numero quasi pari a zero.

Ci sono oggi le condizioni perchè un riordino delle competenze dell'OSS si concretizzi? Al momento di andare in stampa, come anticipato, pare aprirsi un nuovo spiraglio.

Con un colpo di coda imprevisto, il Senato ha approvato, in prima lettura, un decreto delegato (ddl LORENZIN) che disciplina il riordino delle professioni sanitarie, varando una ulteriore nuova figura, il Collaboratore Socio Sanitario che, di fatto spazzerebbe via la figura dell'OSS con formazione complementare.

Il CSS infatti, potrà somministrare la terapia prescritta per via naturale, intramuscolare e sottocutanea. Ciò significa che se fino ad ora gli OSS rimanevano come tali sulla carta potendo solo in teoria somministrare farmaci, eseguire medicazioni, rilevare i parametri vitali, le cose a breve potrebbero (almeno così sembrerebbe) davvero cambiare. Al momento della sottoscrizione del contratto di lavoro l'OSS si troverà poi realmente oltre che ad assistere i pazienti nelle loro funzioni biologiche e fisiologiche e nella corretta deambulazione anche a dover eseguire mansioni più specialistiche.

A questo proposito ecco che le mansioni reali (molto spesso da infermiere e svolte senza nessuna tutela di legge), vengono ora previste e regolamentate dal punto di vista normativo.

Il professionista si occuperà infatti delle seguenti attività:
-garantire l'assistenza di base alla persona in situazione di difficoltà, secondo le indicazioni fornite dall'infermiere;
-utilizzo di metodi di lavoro e strumenti operativi orientati alla multi-professionalità, al lavoro di équipe;
-collaborare con l'infermiere eseguendone le prescrizioni per quanto concerne l'effettuazione di atti semplici collegati al processo diagnostico-terapeutico.

In questo senso viene previsto che il corso di formazione duri più ore. Chi è gia in possesso del titolo di OSS potrà "evolversi" in CSS partecipando ad un corso di circa 2000 ore. E' prevista anche l'acquisizione di nozioni di *farmacologia* e di assistenza ai pazienti in svariati *settings*.

Un'altra novità riguarda infine l'introduzione di un *Osservatorio nazionale* articolato in tutte le Regioni sul fenomeno della violenza negli ambienti di ricovero e di assistenza a tutela di tutti gli operatori sanitari.

Attendiamo il via libera definitivo della Camera dei Deputati.

§ 3. LA RESPONSABILITÀ GIURIDICA

I livelli di responsabilità giuridica sono in diretta connessione con l'errore causativo di danno. Non ci sono dubbi sul fatto che la situazione nella somministrazione di farmaci sia diversa rispetto al tradizionale rapporto medico-infermiere che ricalca le attività poste in essere con la prescrizione somministrazione. Nel rapporto tra il prescrittore e il somministrante si pone l'inedita

P. Giaquinto-F. Ricciardi: MANUALE facile dell'OPERATORE SOCIO SANITARIO (O.S.S.)

36

(quanto meno per l'ordinamento italiano) intermediazione infermieristica tra le direttive mediche e le attività da delegare all'O.S.S..

Nella letteratura scientifica in tema di errori professionali si evidenziano i diversi tipi di errore che possono essere compiuti. Due di questi sembrano attagliarsi al caso di cui stiamo dibattendo.

In particolare l'errore chiamato:

-SLIP. È un'*azione non in accordo con le intenzioni*. La pianificazione è valida ma l'esecuzione è carente. Si tratta di errori di azione commessi nello svolgimento di attività routinarie.

L'automatismo dell'azione fallisce quando un qualcosa di non previsto interferisce con l'azione.

Mentre l'errore chiamato:

-MISTAKE. È un *errore nella pianificazione*. Le azioni si realizzano come sono state pianificate ma è il piano stesso a non essere valido.

Si tratta di errori di intenzione (giudizio, inferenza, valutazione) conseguenti a giudizi e valutazione sbagliate da cui ne consegue una pianificazione delle azioni "non idonea al raggiungimento dell'obiettivo".

Gli errori di tipo *slip* sembrano quindi - nel caso di specie legato alla somministrazione dei farmaci e al rapporto infermiere-operatore di supporto - ricadere sugli Operatori Socio Sanitari, mentre gli errori di tipo *mistake* sembrano descritti per l'errore dell'infermiere.

La stessa letteratura sugli errori professionali arriva a una serie di riflessioni che può essere utile riproporre in questa sede.

Sulla base del presente modello è necessario quindi distinguere due differenti tipi di errore umano responsabile degli incidenti: errore attivo e latente.

Gli errori *attivi* sono associati alle prestazioni degli operatori di prima linea i loro effetti sono immediatamente percepiti e, dunque, facilmente individuabili (slips, mistakes e violations).

P. Giaquinto-F. Ricciardi: MANUALE facile dell'OPERATORE SOCIO SANITARIO (O.S.S.)

37

Gli errori *latenti* sono attività distanti (sia in termini di spazio che di tempo) da luogo dell'incidente, come le attività manageriali, normative e organizzative.

Le conseguenze degli errori latenti possono restare silenti nel sistema anche per lungo tempo e diventare evidenti solo quando si combinano con altri fattori in grado di rompere le difese del sistema stesso. Da quanto suesposto viene da considerare che il vero problema dell'inserimento dell'Operatore Socio Sanitario con formazione complementare (ma anche per l'operatore senza tale formazione),sia essenzialmente un problema di riorganizzazione del lavoro di équipe infermieristico e ostetrico all'interno dei servizi e dei reparti di degenza.

Prima ancora di avere riflessi di carattere giuridico la maggiore valenza – e non potrebbe essere in quanto è comunque un rapporto di collaborazione professionale anche se non tra pari - è realmente di tipo organizzativo e non può assolutamente prescindere da tale fattore.

§ 4. LE ALTRE FIGURE PROFESSIONALI IN AMBITO SANITARIO

L'O.S.S., nello svolgimento della sua attività (lavoro in equipe), si troverà molto spesso, soprattutto in ambito sanitario, a rapportarsi con altre figure professionali. Queste sono:

L'INFERMIERE: è addetto all'assistenza infermieristica preventiva, curativa, palliativa e riabilitativa; tale assistenza è di natura tecnica, relazionale ed educativa. Le principali funzioni sono la prevenzione delle malattie, l'assistenza ai malati e ai disabili di tutte le età, e l'educazione sanitaria.

Oggi si accede alla professione infermieristica dopo aver conseguito la *laurea specialistica triennale*; la figura dell'infermiere è riconosciuta come figura professionale sanitaria al pari del medico-chirurgo, del farmacista e del veterinario, non più soggetta, come in passato, ad un mansionario, ma che agisce, al pari del medico, in "scienza e coscienza" (con conseguente aggravio di responsabilità).

P. Giaquinto-F. Ricciardi: MANUALE facile dell'OPERATORE SOCIO SANITARIO (O.S.S.)

38

Leggi di riferimento per l'infermiere sono:
-DM 739/1994 – il cd. "profilo"
-L. 26/02/1999 n. 42 – "Disposizioni in materia di professioni sanitarie"
-L. 10/08/2000 n. 251 – "Disciplina delle professioni sanitarie infermieristiche, tecniche, della riabilitazione, della prevenzione nonchè della professione ostetrica"
-L. 08/01/2002 n. 1 – "Disposizioni urgenti in materia di personale sanitario"

L'OSTETRICA: Anche la formazione professionale dell'Ostetrica avviene oggi attraverso un *percorso universitario triennale*; è preposta all'assistenza della donna e del nascituro, prima, durante e dopo il parto. In base a quanto stabilito dal DPR 251/2000, gli O.S.S possono dipendere, oltre che dall'Infermiere, anche direttamente dall'Ostetrica.

Leggi di riferimento per la professione ostetricia sono:
-DM 740/1994 – il cd. "profilo"
-L. 26/02/1999 n. 42 – "Disposizioni in materia di professioni sanitarie"
-L. 10/08/2000 n. 251 – "Disciplina delle professioni sanitarie infermieristiche, tecniche, della riabilitazione, della prevenzione nonchè della professione ostetrica"

CAPO QUARTO

I LUOGHI DI LAVORO DELL'OPERATORE
Flora Ricciardi

§ 1. I DIVERSI CONTESTI

L'O.S.S. svolge la sua attività sia nel settore *sociale* che in quello sanitario, in collaborazione con le altre figure professionali che si muovono in tali contesti, secondo il criterio del lavoro *multiprofessionale*.

Svolgendo competenze di tipo *misto*, l'Operatore può prestare la sua opera, oltre che in ambito ospedaliero, nei diversi contesti individuati dall'Atto redatto nel 2001, che possiamo dividere in tre categorie: contesti residenziali, semi-residenziali e domiciliari.

Sono contesti residenziali:

-le case protette;

-le case albergo;

-le case di riposo o ospizi;

-gli istituti per portatori d'handicap

-le comunità alloggio

-le residenze sanitarie assistenziali (RSA).

Sono contesti semi-residenziali :

-i centri diurni;

-i centri socio-riabilitativi.

L'ASSISTENZA DOMICILIARE

Diversa da quella prestata nei contesti residenziali, è l'*assistenza domiciliare*, un servizio in cui vengono erogate prestazioni integrate tra vari Operatori sanitari, sociali ed assistenziali facenti capo al distretto socio sanitario di base, allo scopo di effettuare interventi mirati a soddisfare i reali bisogni dell'utente per evitare il ricorso al ricovero ospedaliero.

Questo tipo di assistenza è rivolto a quelle persone, spesso anziane e/o con patologie in stadio avanzato, che presentano un

P. Giaquinto-F. Ricciardi: MANUALE facile dell'OPERATORE SOCIO SANITARIO (O.S.S.)

41

forte decadimento fisico, e che, pur non necessitando di ricovero, abbisognano di assistenza negli *atti necessari della vita* quotidiana, quali il vestirsi, il lavarsi o semplicemente l'allacciarsi le scarpe.

Il servizio di assistenza domiciliare, garantisce, oltre che la soddisfazione di questi bisogni, anche l'esigenza di mantenere l'utente in un rapporto costante con il tessuto sociale in cui è inserito, senza tuttavia sradicarlo dagli affetti e dalle amicizie.

Fondamentale, ai fini di un'assistenza soddisfacente, è il tipo di *relazione* che si instaura con la persona.

La persona anziana di cui andremo a prenderci cura, si trova al compimento della propria vita, che è anche l'insieme delle relazioni che nel tempo ha costruito.

La possibilità di costruire una buona relazione con la persona anziana dipende dalla capacità dell'Operatore di conoscere e di capire il *contesto relazionale* nel quale la persona anziana ha vissuto e vive. Farsi raccontare la storia della persona anziana, dai familiari o dalla persona stessa, rappresenta dunque un primo modo per conoscere e per capire.

Infatti sapere ascoltare è una grande qualità di chi decide di prestare assistenza: significa porre al centro della relazione i bisogni e le esigenze dell'altro e cercare di lavorare per la loro soddisfazione.

Allo stesso modo, potrà succedere che la persona anziana e la sua famiglia pongano domande all'Operatore e desiderino conoscere la sua storia dando segno di apertura e di disponibilità alla relazione.

All'assistente dunque è richiesto di aiutare, *senza* con questo *sostituirsi totalmente, sia* ai familiari che potrebbero desiderare di occuparsi direttamente di alcuni aspetti dell'assistenza, *sia* alla persona anziana che andrà ancora orgogliosa di ciò che sa e di ciò che sa fare pur non riuscendo sempre a ricordarlo totalmente o a farlo in completa autonomia.

Certamente entrare in una casa che non è la propria, rapportarsi ad una famiglia che non si conosce richiede una grande prudenza

P. Giaquinto-F. Ricciardi: MANUALE facile dell'OPERATORE SOCIO SANITARIO (O.S.S.)

42

e molta delicatezza. Abitudini e stili di vita potrebbero essere molto distanti dai nostri e forse, dal nostro punto di vista, in parte insensati e criticabili.

L'Operatore tuttavia non è chiamata a giudicare i modi di vivere che incontrerà nel corso del proprio lavoro ma a rispondere alla richiesta di assistenza secondo i modi e le forme più opportuni per la famiglia che lo incarica.

Si possono esplicitare suggerimenti e ipotesi su altri e diversi modi di organizzare la vita, ma solo se la famiglia è disponibile ad ascoltarli e comunque dopo che il rapporto con la famiglia si sia minimamente consolidato; infatti per costruire una buona relazione è necessario entrare nella casa che ci ospiterà "in punta di piedi", considerando la nostra presenza come un momento di una vita lunga e complessa, di cui non possiamo che conoscere alcuni aspetti.

E la qualità del primo incontro tra la persona anziana e l'assistente rappresenta un momento molto importante che può influenzare, in positivo o in negativo, quelli successivi. La famiglia, in caso di diffi coltà o di impossibilità della persona anziana ad esprimersi, diviene interlocutrice fondamentale. Ai familiari, quando ci sono, si richiede una signifi cativa presenza nei primi momenti di conoscenza. Se, al contrario, la famiglia non c'è, sta invece all'Operatore ed alla sua sensibilità trovare la strada per l'incontro e la convivenza.

IL CENTRO DIURNO

Tra i contesti semi-residenziali, il *centro diurno* è una via di mezzo tra il ricovero dell'utente e l'assistenza domiciliare; è essenzialmente un luogo di ritrovo e di svago con servizio di mensa, e nasce sempre nell'ottica di favorire la permanenza dell'anziano nel proprio domicilio, permettettendo contemporaneamente una maggiore socializzazione dello stesso.

Altro contesto semi-residenziale è il *day hospital*, geriatrico o non, ed inserito nel contesto Ospedaliero, in cui l'Operatore collabora con l'infermiere nelle attività dell'assistenza di base.

P. Giaquinto-F. Ricciardi: MANUALE facile dell'OPERATORE SOCIO SANITARIO (O.S.S.)

43

Spesso però si rende necessario l'inserimento dell'utente in Residenze Sanitarie Assistenziali (RSA), quando questi sono affetti da patologie gravemente invalidanti e con scarso supporto familiare, e non è sufficiente l'assistenza domiciliare o quella prestata nei centri diurni.

Per questa tipologia di utenti, l'inserimento in una RSA, pur necessario, è sempre traumatico, e non capita raramente che l'ospite finisca per risentirne rinchiudendosi in uno stato depressionale più o meno accentuato e non collaborando nel processo di riabilitazione.

Diverso è il caso di anziani con scarsa o assente vita di relazione che vivono in realtà particolarmente degradate, su cui l'inserimento in una RSA può avere un affetto benefico nell'attività di socializzazione.

Tra i compiti dell'Operatore vi è quindi anche quello di ridurre l'impatto traumatico e sollecitare l'utente ad una partecipazione consapevole al processo riabilitativo, sia nel primo che nel secondo caso.

Nelle cosiddette "case protette", infine, vengono invece accolti degli anziani *non autosufficienti*, privi di valido supporto familiare, in numero ovviamente ridotto per favorire un'assistenza più mirata.

LA CASA DI RIPOSO

Diversa dalla RSA è *la casa di riposo*, che consiste in un alloggio multi-residenza destinato agli anziani almeno *parzialmente autosufficienti*. È l'equivalente di quello che un tempo veniva definito "ospizio".

All'interno di una casa di riposo ogni persona o ogni coppia possiede una stanza arredata. In genere in essa sono presenti le strutture per i pasti, un luogo di incontro, la ricreazione, e una qualche forma di assistenza sanitaria o *hospice*.

Un posto in una casa di riposo può essere pagato per una

locazione base, come un appartamento, o possono essere acquistati in perpetuo sulla stessa base di un condominio.
Esistono strutture pubbliche, o convenzionate, e strutture totalmente private.

strutture pubbliche o convenzionate
Per accedere ad una casa di riposo in una struttura pubblica o convenzionata, è necessario presentare la richiesta presso l'Ufficio dei Servizi Sociali del comune di residenza. Ne deriverà una visita presso l'U.V.G.(Unità di Valutazione Geriatrica), nella quale il medico-geriatra, valuterà le condizioni di salute del futuro ospite. Alla visita medica, consegue l'attesa del posto letto, attraverso una graduatoria. Nelle strutture pubbliche o convenzionate, l'ospite paga la retta in base al proprio reddito.

strutture private
Nelle strutture private, è sufficiente prendere contatto con la direzione, e l'ospite paga la retta decisa dalla struttura.

ALTRI CONTESTI LAVORATIVI
Al di fuori di questi contesti ricordiamo che l'Operatore socio sanitario fornisce prestazioni sempre più frequenti nelle *strutture scolastiche* in ausilio ai maestri e professori di sostegno nello svolgimento delle varie attività che si tengono all'interno della classe e fornendo assistenza ai bambini diversamente abili.

§ 2. L'ORGANIZZAZIONE DEL LAVORO IN UN CONTESTO RESIDENZIALE. IL P.A.I.
L'assistenza agli anziani (soprattutto non autosufficienti) è un'azione globale che richiede alle strutture assistenziali dinamicità, flessibilità, adattabilità, elasticità, differenziabilità, per poter seguire l'anziano nella sua instabilità, variabilià e specificità.
L'ospite anziano deve trovare all'interno della struttura assistenziale le *risposte ai propri bisogni*. Il servizio deve essere in grado di adattare, plasmare il proprio assetto e funzionamento

sulle esigenze della domanda degli ospiti, portando l'assistenza all'anziano e non l'anziano all'assistenza, e ciò per evitare di sradicare l'ospite dall'ambiente fisico e dal sistema di relazioni nel quale si è inserito, quasi sempre, con difficoltà e sofferenza.

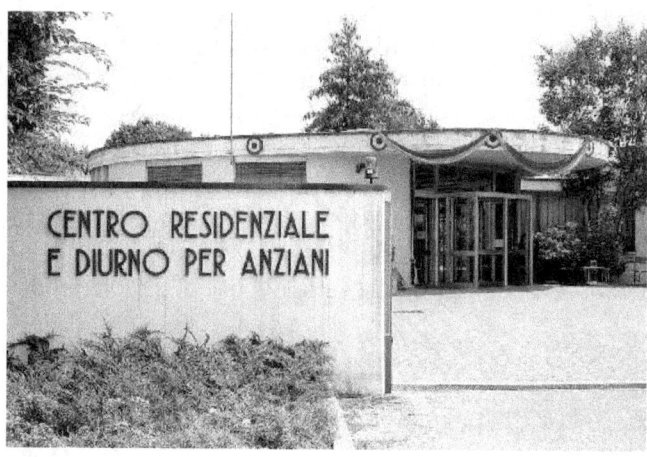

In coerenza con le specificità dell'utenza e dei suoi bisogni, il modello assistenziale deve assumere un "taglio" riabilitativo fortemente centrato sulla domanda, che rappresenta il riferimento assoluto delle decisioni e delle azioni assistenziali. Ciò significa che il servizio individua e persegue *obiettivi di recupero* e di *mantenimento* delle capacità residue degli anziani in tutte le fasi e in tutti gli ambiti di vita dell'ospite, cercando di rendere compatibili il più possibile l'efficacia tecnica degli interventi con il gradimento della persona (bene-essere).

P. Giaquinto-F. Ricciardi: MANUALE facile dell'OPERATORE SOCIO SANITARIO (O.S.S.)
46

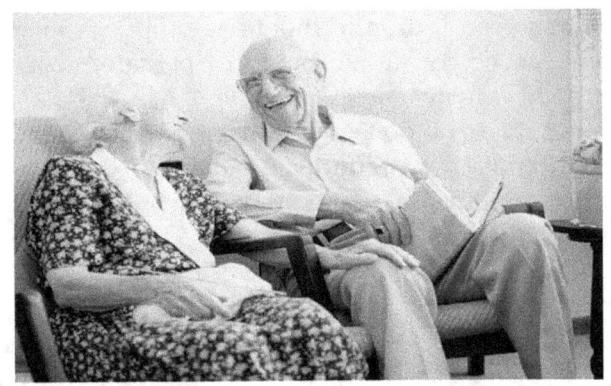

Fondamentale appare perciò, il *lavoro d'equipe* e di gruppo, a cominciare dalla raccolta dei dati dei singoli utenti, a cui segue la loro registrazione sulla scheda VAOR (Valutazione Anziano Ospite in Residenza).

Il gruppo di lavoro è generalmente composto dall'infermiere professionale, dagli operatori di base, dal fisioterapista, dal medico, da un responsabile delle attività assistenziali e da un coordinatore del gruppo.

Ciascuno di essi, secondo le proprie competenze, concorre a delineare il quadro completo dei bisogni dell'utente, attraverso una raccolta di informazioni che confluisce nel cosiddetto "P.A.I." (Piano di Assistenza Individualizzato).

Competenza dell'O.S.S. sarà il saper *interagire* con le altre figure del gruppo, al fine di arrivare alla redazione di un piano che sia il più dettagliato e soddisfacente per l'utente possibile.

Il PAI è di fondamentale importanza soprattutto per definire in modo chiaro l'*obiettivo da perseguire* con interventi mirati, tutte le fasi dell'intervento assistenziale, e per avere sempre a disposizione un valido strumento ricco di informazioni.

ANALISI ETICA NEL GRUPPO DI LAVORO

Un gruppo di lavoro non è soltanto uno strumento operativo indubbiamente efficace; esso è composto infatti da uomini e

P. Giaquinto-F. Ricciardi: MANUALE facile dell'OPERATORE SOCIO SANITARIO (O.S.S.)

47

donne, ciascuno con il proprio ruolo e le proprie responsabilità, ma ciascuno anche con il suo modo di pensare, di agire e di approcciare con l'utente/ospite/paziente.

Non di rado, tra i componenti di un gruppo, possono sorgere conflitti di tipo *etico*, soprattutto in situazioni di emergenza o imprevisto, proprio per le differenti sensibilità di ciascuno; in tali casi, sarà davvero importante approcciare le situazioni secondo i principi di una metodologia di analisi etica.

In particolare il gruppo che applica tale metodologia, dovrà necessariamente tener presente alcuni ragionamenti generali che dovranno, da un lato, far emergere con chiarezza le criticità etiche nascenti sia dalla situazione concreta, sia dalla diversità degli appartenenti al gruppo, e dall'altro estrapolare i più validi argomenti a sostegno di una possibile soluzione del conflitto, che ben tenga presente il rispetto e la salvaguardia della dignità umana e della sensibilità degli operatori.

Dopo un aperto e schietto confronto tra gli appartenenti al gruppo di lavoro, la soluzione che più di tutte avrà contemperato le diverse esigenze ed avrà convinto maggiormente, sarà quella sicuramente applicabile.

§ 3. L'OSPEDALE. LA STORIA E L'ATTUALITÀ

E' il contesto in cui maggiormente si esprime la competenza *sanitaria* dell' Operatore.

L'Ospedale, luogo di forte ispirazione religiosa, e ideato come centro di accoglienza, nasce in tutta Europa a partire dal Medioevo. Si sviluppa nei secoli successivi soprattutto nelle aree urbane, al fine di accogliere i cittadini affetti da patologie gravi o infezioni altamente contagiose (in tal caso gli Ospedali prendevano il nome di "lazzaretti"); diventano poi, a partire dal XVI° secolo, ricovero per lungodegenti ed incurabili.

Solo a partire dal 1800, grazie alla nascita della moderna medicina, nascono strutture ospedaliere sul modello di quelli attualmente esistenti, ideati come centri di diagnosi e cura, strutturati in padiglioni e reparti, e dotati di tecnologie sempre più all'avanguardia.

Oggi le moderne strutture ospedaliere sono ideate come centri di promozione della salute ed in grado di fornire ai cittadini tutti i servizi di cui può avere bisogno in caso di malattia. L'idea odierna di Ospedale prevede una struttura che si propone armonica ed integrata nel paesaggio circostante, circondata da verde, con un numero modesto di piani non interrati (massimo quattro) e una suddivisione logica di reparti ed attività, tra le quali quelle di pronto soccorso, quelle ambulatoriali, i centri prelievi, i day hospital, i centri formativo-didattici, gli uffici amministrativi.

Favorisce inoltre in ogni modo il benessere dei pazienti creando ambienti a misura d'uomo e curando ogni dettaglio, a partire dal materiale usato per accessori e finimenti interni, alla climatizzazione a totale ricambio d'aria, all'illuminazione e luminosità dei locali, fino alle modalità di prevenzione di rischi e pericoli connessi con l'utilizzo di medicinali e macchinari (rischio fisico) e materiali o prodotti per pulizie (rischio chimico) e la completa accessibilità per disabili ed infermi particolarmente gravi.

§ 4. LE IPAB. STORIA E FUNZIONI

Con la sigla I.P.A.B. (Istituzioni Pubbliche di Assistenza e Beneficenza) si identificano quelle opere benefiche presenti sul territorio che, interpretando un'esigenza comune a tutte le società, svolgevano un'attività solidale di sostegno alla parte più fragile della popolazione locale.

Dal punto di vista istituzionale i modelli giuridici che le hanno identificate sono stati:

-le *associazioni* costituite con la finalità di perseguire attività di specifico interesse degli associati (tradizione latino-romana);

-le *fondazioni*, istituite con il compito di gestire un patrimonio per fini determinati dal fondatore (tradizione germanico-medioevale).

A partire dalle istituzioni di assistenza e dagli ospizi sorti nel

P. Giaquinto-F. Ricciardi: MANUALE facile dell'OPERATORE SOCIO SANITARIO (O.S.S.)

49

Medioevo all'interno o nei pressi dei conventi, fino alle Opere Pie, sviluppatesi nel periodo dal Rinascimento all'Illuminismo e per la maggior parte espressione del mondo cattolico, queste istituzioni non rientravano in alcun modo nella gestione dello Stato, che non le fondava, non le regolava, non ne rivendicava la proprietà e, soprattutto, non le identificava come rappresentative di proprie finalità istituzionali.

Dopo la proclamazione del Regno d'Italia e nonostante un primo riordino delle Opere Pie, la loro gestione autonoma continuava a far registrare frequenti abusi nelle modalità di utilizzo di patrimoni e rendite al punto che lo Stato, per evitarne la dispersione, è intervenuto emanando nel 1890 la Legge "Crispi". Questa ha determinato una vera e propria rivoluzione nell'ordinamento degli enti imponendo la trasformazione coatta e obbligatoria della loro natura giuridica da enti di diritto privato a Istituzioni Pubbliche di Assistenza e Beneficenza (IPAB), con conseguente uniformità dei criteri di funzionamento, della disciplina amministrativa e del sistema dei controlli.

Questa situazione è rimasta pressoché immutata fino agli anni '60 quando ha avuto inizio un progressivo processo di depubblicizzazione che sintetizziamo nelle sue tappe principali.

In primo luogo, lo Stato ha sottratto alla disciplina pubblica le istituzioni sorte, per iniziativa di soggetti privati, al fine di prestare assistenza ospedaliera determinando, così, la separazione tra le attività sanitarie e quelle assistenziali.

Successivamente al trasferimento dallo Stato alle Regioni delle funzioni amministrative relative alle IPAB a carattere nazionale e interregionale, una pronuncia della Corte Costituzionale ha consentito di procedere all'accertamento della natura privata anche per le IPAB a carattere regionale e infraregionale.

Un'ulteriore tappa è segnata quindi nel 1990 con l'emanazione di un regolamento statale che consentiva alle Regioni di riconoscere la personalità giuridica di diritto privato alle istituzioni per le quali veniva accertato il carattere associativo ovvero il carattere di

associazione promossa ed amministrata da privati ovvero l'ispirazione religiosa.
In attuazione dei principi affermati dalla Corte Costituzionale e dal regolamento statale, la Regione Lombardia nel 1990 ha dettato i requisiti per accertare l'assenza della natura pubblica in quegli enti che hanno chiesto il riconoscimento della personalità giuridica di diritto privato.
La depubblicizzazione delle IPAB continua quindi a rappresentare un'eccezione nell'ambito di un sistema prevalentemente impostato sull'erogazione dei servizi da parte di soggetti pubblici.
Questo assetto viene ancora confermato dalla legislazione statale degli anni più recenti quando, a seguito del trasferimento alle Regioni delle funzioni relative ai soggetti che operano nel campo dei sevizi sociali operato con le "Leggi Bassanini", viene previsto l'obbligo, per le istituzioni che svolgono direttamente attività di erogazione di servizi assistenziali, di trasformarsi in aziende pubbliche di servizi alla persona (APSP), salvo che abbiano le caratteristiche per essere depubblicizzate.
I vincoli posti dallo Stato alla trasformazione in persone giuridiche di diritto privato sono stati superati grazie alla recente riforma costituzionale che ha attribuito alle Regioni potestà legislativa esclusiva in materia di assistenza e beneficenza.

CAPO QUINTO

CENNI DI ASSISTENZA SOCIALE
Pietro Giaquinto

§ 1. GENERALITÀ

La materia dell'assistenza sociale è stata oggetto di una radicale riforma conclusasi con la legge 08/11/2000 n. 328, legge quadro per la realizzazione di un sistema integrato di interventi e servizi sociali.

Dopo tale riforma, per "servizi sociali" si intendono tutte le attività relative alla predisposizione ed alla erogazione di servizi, gratuiti o a pagamento, o di prestazioni economiche destinate a rimuovere le situazioni di bisogno che i singoli individui incontrano nel corso della loro vita.

Destinatari di tali prestazioni sono tutti i cittadini italiani, quelli appartenenti all'UE (Unione Europea) e quelli extracomunitari nei limiti della legge 286/98.

I servizi di assistenza sociale prevedono, come livello minimo: misure di contrasto alla povertà e sostegno al reddito per senza fissa dimora; assistenza economica a chi non può compiere gli atti della vita quotidiana; sostegno per minori disagiati e alle donne in difficoltà; integrazione delle persone disabili; interventi per la persone anziane per favorirne la permanenza al proprio domicilio o l'accogleinza in strutture residenziali o semi-residenziali; informazioni alle famiglie per la fruizione dei servizi sociali.

La stessa legge devolve alle Regioni, Province e Comuni il compito di gestire il sistema dei servizi sociali pur nell'attuazione di principi decisi dallo Stato, quali gli obiettivi della politica sociale, la determinazione degli standard dei servizi, l'assistenza tecnica ed i criteri di ripartizione delle somme del Fondo Nazionale delle Politiche Sociali.

Ogni tre anni il Governo predispone il Piano Nazionale che ogni Regione recepisce nel Piano Regionale e che sua volta viene

P. Giaquinto-F. Ricciardi: MANUALE facile dell'OPERATORE SOCIO SANITARIO (O.S.S.)

53

praticamente attuato dai Comuni con i piani di zona.

Per rendere note ai cittadini le prestazioni in materia di servizi sociali, la legge 328/2000, ha stabilito l'introduzione della "Carta dei Servizi Sociali" in cui sono chiaramente spiegate tutte le situazioni coperte dagli interventi di sostegno.

§ 2. L'ASSISTENTE SOCIALE

Figura di riferimento per le attività di assistenza in campo sociale è appunto l'*Assistente Sociale* che partecipa alla programmazione, organizzazione e amministrazione dei servizi sociali.

La sua formazione è di tipo universitario con Laurea specialistica almeno triennale, ed è iscritto in apposito Albo. Tra i suoi compiti specifici quelli legati alla risoluzione di problematiche relative all'assistenza dell'individuo e del suo nucleo familiare, all'educazione e rieducazione dei giovani provenienti da situazione di disagio sociale. Come detto, i servizi sociali sono a carico dei Comuni, ma per particolari convenzioni o accordi, possono integrarsi con il servizio sanitario facendo riferimento ai locali Distretti.

§ 3. L'ASSISTENZA ALLA PERSONA. IL RUOLO DELL'O.S.S.

E' la principale tra le competenze dell'Operatore Socio-Sanitario.

L'assistenza e cura della persona è attività molto antica; fin dalla formazione dei primi aggregati sociali l'uomo ha condiviso l'esigenza di prendersi in carico chi, tra i suoi simili, appariva bisognoso di particolari attenzioni sia a causa dell'età, sia perchè affetto da malformazioni, disagi psichici o malattie invalidanti. Oggi parlare di assistenza che non sia limitata ad una visione pubblica, ospedaliera o di mera presa in carico da parte dello Stato del particolare caso, è operazione complessa che abbisognerebbe di approfondimenti specifici; all'Operatore basterà ricordare che la sua figura riveste un particolare rilievo nel processo di assistenza, essendo diventato, negli anni, il riferimento più diretto per l'assistito, una sorta di "esperto dell'accudimento personale", con competenze che non sono solo

P. Giaquinto-F. Ricciardi: MANUALE facile dell'OPERATORE SOCIO SANITARIO (O.S.S.)

54

di tipo sanitario, ma, più che mai, psicologiche e socio-culturali, indispensabili per non trascendere le proprie mansioni, ma altresì necessarie per ricondurre nella concezione di assistenza ancor più centrata sulla dimensione umana della persona ed i suoi bisogni, un mestiere certamente da svolgere con professionalità, competenza, capacità di problem solving, conoscenze del processo di nursing, dei piani di lavoro, ma, in fondo, ancora fondato sull' indissolubile legame, misterioso ed personale, che porta un essere umano a regalare benessere ad un suo simile.

§ 4. IL CONCETTO DI EMPATIA

Coniata da ROBERT VISCHER alla fine dell'Ottocento, la parola "empatia" (dal termine greco εμπαθεία composto a sua volta dalle due parole en=dentro e pathos=sentimento o sofferenza), indica la capacità, da parte di una persona (nel nostro caso l'Operatore) di mettersi emotivamente "nei panni" dell'altro, comprenderne a fondo gli stati d'animo, i bisogni, i disagi e le emozioni. E' una capacità complessa, che non è solo una totale adesione agli stati emotivi altrui, ma che presuppone anche una buona gestione delle proprie stesse emozioni.

In psicologia uno dei primi a teorizzare tale concetto fu l'americano CARL RAMSON ROGERS (1902-1987); l'empatia, secondo il Rogers, è la capacità di utilizzare gli strumenti della comunicazione verbale e non verbale per mettersi nei panni dell'altro identificandosi parzialmente nel suo mondo soggettivo nel contesto di un'accettazione autentica e non giudicante. Nella visuale del Rogers, è proprio questa accettazione che permette di comprendere realmente il vissuto di un'altra persona, identificandosi, seppur in maniera parziale, nel suo modo di vedere le cose; in tale ottica l'empatia è dunque un atteggiamento di apertura nei confronti dell'altro esente da pregiudizi per la realizzazione di una comunicazione autentica.

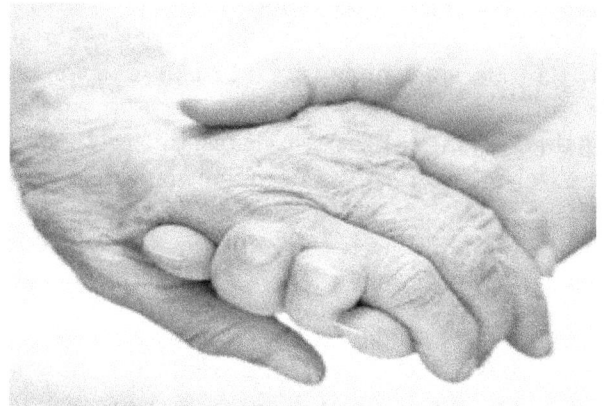

Tale apertura, secondo le moderne teorie relazionali di matrice psicodinamica, sarebbero tanto più possibili, quanto più la persona sia in grado di riconoscere, nel vissuto altrui, qualcosa che si è già sperimentato nella propria esistenza emotiva; l'empatia dunque non è qualcosa che si può apprendere ma è, piuttosto, la risultante del proprio percorso di vita, della propria storia emozionale, capace di portarci a stabilire con l'altro un rapporto di particolare intensità.

CAPO SESTO

LA PERSONA ED IL BISOGNO
Flora Ricciardi

§ 1. CONCETTO DI PERSONA E SOCIETA'

Dal punto di vista giuridico, la persona è l'*essere umano nato vivo* e come tale destinatario di una serie di situazioni giuridiche soggettive, attive o passive, di diritto ed obbligo.

E' un essere sociale che interagisce con gli altri nei vari contesti della vita, ed è dotato di razionalità che lo rende simile agli altri uomini, e di spirito che invece lo rende unico e diverso da tutti gli altri.

E' in grado di formulare piani e progetti per il futuro, prendere decisioni e fare scelte; può inoltre riflettere sulla propria condotta ed intervenire modificando comportamenti ed aumentando il senso di responsabilità sua e degli altri.

La società viene invece definita come un "sistema (o rete) di ampi gruppi di esseri umani *interconnessi*, considerati come unità e legati tra loro da vincoli naturali e culturali, che perseguono interessi generali comuni seguendo delle regole per un controllo sociale di limitazione alla libertà ed agli interessi individuali in favore del benessere della collettività".

Ogni individuo occupa un "posto" nella società a cui appartiene denominato "stato sociale" o "rango"; lo stato sociale di un individuo varia secondo il giudizio degli altri componenti la stessa società, ed altri fattori quali la discendenza familiare, la ricchezza o povertà di tipo economico, l'utilità funzionale, il tipo di istruzione, l'attività professionale o lavorativa svolta, la razza, l'orientamento ideologico, il credo religioso ecc.; gruppi di individui aventi caratteristiche socio-economiche simili costituiscono quella che viene definita "categoria sociale".

P. Giaquinto-F. Ricciardi: MANUALE facile dell'OPERATORE SOCIO SANITARIO (O.S.S.)

57

§ 2. L'ANZIANO "FRAGILE"

La popolazione italiana invecchia progressivamente e *proporzionatamente* al miglioramento degli stili di vita, dell'assistenza sanitaria, delle tecniche diagnostiche e degli interventi terapeutici. Il mantenimento di una qualità della vita soddisfacente rende necessaria la presenza costante, a fianco dell'anziano, di diverse figure, dai congiunti, ai figli, fino ai medici, agli infermieri ed agli Operatori socio – sanitari.

Il paziente anziano, più degli altri, oltre che delle normali cure e procedure assistenziali, bisognerà di attenzioni maggiori da parte di tutti gli operatori coinvolti, in quanto soggetto "fragile" e "multiproblematico" a causa della facilità di insorgenza di complicazioni che possono essere scatenate proprio dall'avanzata età e dalle problematiche connesse.

E se il medico di famiglia, gli specialisti geriatri, e gli infermieri interverranno sul piano strettamente medico con controlli periodici, l'Operatore Socio Sanitario sarà colui che provvederà all'assistenza sotto il profilo sociale (umano e materiale), quello cioè teso più direttamente a soddisfare i bisogni del paziente anziano, anche autosufficiente, in maniera direttamente proporzionale alla progressiva assenza dei componenti il nucleo familiare di appartenenza, stante le mutate esigenze, lavorative e non, della vita moderna.

§ 3. IL BISOGNO

L'timologia del termine è, a tutt'oggi, incerta. Alcuni fanno risalire il termine "bisogno" al latino medioevale *bisonium* legato al più antico *sonium* (VII-VIII sec.) con il significato di "preoccupazione". Da qui sarebbe derivato il "bi-sunja" dove "sunja" dà vita al francese antico "soin", ovvero "cura".

Altri affermano invece che all'origine del termine "bisogno" ci sarebbe il francese *besogne* (lavorare) nato dalla sunnea (indisposizione, impedimento, scusa); da qui i termini moderni di soigner, "curare" e soin, "cura"; in aggiunta alle due tesi esiste una

P. Giaquinto-F. Ricciardi: MANUALE facile dell'OPERATORE SOCIO SANITARIO (O.S.S.)

58

derivazione dal più antico latino *obsonium* (versione tratta dal greco opsonion) ovvero "vitto" soprattutto in uso nel Medioevo, ivi compreso anche il sostentamento dovuto dal vassallo al padrone.

Ma che cos'è, nell'accezione moderna, il bisogno?

Per *bisogno* si intende il "fattore dinamico del comportamento umano finalizzato al soddisfacimento della persona", ossia la condizione in cui una persona avverte la *carenza di un bene*. Il mancato soddisfacimento di un bisogno può dare luogo ad un problema fisico, ad uno squilibrio mentale, ad un disagio sociale o, addirittura, alla morte.

Dal punto di vista generale, esistono diversi tipi di bisogni. In primo luogo i bisogni di tipo *fisiologico* (fame, sete, sonno, sessualità); seguono i bisogni di *salvezza* (ordine, sicurezza), e quelli di *appartenenza* e di *amore*.

Soddisfatti questi bisogni definiti primari, la persona si pone altri obiettivi di tipo sociale, aggiungendo nuovi bisogni quali il bisogno di *successo* e di *stima*, fino a giungere al bisogno di appagamento dell'io.

Le modalità di espressione dei bisogni e quelle della relativa soddisfazione, vengono notevolmente influenzate dalla cultura, dalla politica, dalla religione professata e dall'ambiente in cui l'individuo vive e opera.

Dal punto di vista dell'Operatore, il bisogno si articola in:
-bisogni che normalmente l'uomo *riesce a soddisfare da solo;*
-bisogno *acuto* a cui corrisponde una prima fase di assistenza;
-bisogno *di assistenza* in senso stretto.

Dal punto di vista infermieristico, infine, i bisogni di un paziente sono:
-bisogno di respirare, di mangiare e bere, di eliminazione, di moto, di riposo e sonno, di vestizione, di pulizia, di protezione dai pericoli, di comunicare con gli altri, di praticare la propria religione, di svolgere attività, di ricreazione e di informazione.

Nel prossimo capitolo andiamo a vedere le attività che

l'Operatore Socio Sanitario, in ambiente di tipo residenziale, può porre in essere per soddisfare i bisogni dell'ospite, sia autosufficiente che non.

P. Giaquinto-F. Ricciardi: MANUALE facile dell'OPERATORE SOCIO SANITARIO (O.S.S.)

60

CAPO SETTIMO

L'ASSISTENZA E LA SODDISFAZIONE DEI BISOGNI
Flora Ricciardi

§ 1. LA CURA DI SE'. IL BISOGNO DI IGIENE

La capacità di provvedere a lavare il proprio corpo, di indossare e togliersi gli abiti, di raggiungere la stanza da bagno, di provvedere all'igiene dopo aver risposto al bisogno di eliminazione urinaria e intestinale, di cucinare il cibo e di assumerlo in maniera autonoma, sono attività, per una persona giovane e sana, "normali" e che possiamo definire come "cura della persona".

Quando rispondiamo a questi bisogni in *maniera autonoma* si verifica in noi un miglioramento del benessere fisico-psichico e una percezione positiva del concetto di se' stessi: il mantenimento dell'igiene e della cura nel vestirsi favorisce l'*autostima*, determina *benessere* e di conseguenza facilita le relazioni interpersonali e l'integrazione sociale.

IL BISOGNO DI IGIENE NELLA STORIA

Non è facile avere un'idea precisa del concetto di igiene che i primi uomini comparsi sulla terra potessero avere; si ritiene che gli uomini primitivi evitavano di lavarsi per emanare odori nauseabondi, al fine di evitare così di essere scoperti dagli animali predatori. Certo è che la regola principale da applicare fu sempre quella di non mangiare tutto ciò che capitava tra le mani, dando così luogo ai fondamenti dell'igiene alimentare.

L'acqua, elemento essenziale per la vita, simbolo di purezza, venne invece sfruttata dagli antichi romani, grandi amanti dell'igiene, che costruirono terme ovunque, sconvolti dal cattivo odore che emanavano le razze che piegavano nelle innumerevoli battaglie. La preoccupazione principale dei romani era quella di fornire norme igieniche adeguate allo scopo di formare buoni soldati e proteggere la salute dei cittadini.

P. Giaquinto-F. Ricciardi: MANUALE facile dell'OPERATORE SOCIO SANITARIO (O.S.S.)

61

Le popolazioni orientali hanno sempre ritenuto (e ritengono tutt'ora) che i bagni profumati possano servire ad attirare gli spiriti buoni e ad accaparrarsi amore e felicità; in Giappone il rituale del bagno (*furo* o ofuro) è tuttora un fenomeno culturale conosciuto e rispettato da tutti.

Circa il medioevo è ricorrente, ma parzialmente falsa, l'idea che la gente si lavasse molto poco, solo in occasione del cd "bagno annuale", in genere durante il mese di maggio; e si racconta che, poichè molti dei matrimoni venivano celebrati in giugno, un mese dopo il bagno, alcune spose, per mascherare il proprio odore non proprio fresco, cominciarono a dotarsi di un bouquet di fiori il più profumato possibile per mascherare l'olezzo (da qui pare sia nata appunto l'usanza del bouquet matrimoniale).

Il rinascimento è invece l'epoca delle teste incipriate, dei nei finti su viso, spalle e decolté: la toeletta di dame e cavalieri esigeva parecchio tempo. Si trattava il viso con poca acqua e talco profumato, per poi stendervi sopra una pasta di mandorle e grasso di montone, completando il tutto con la *biacca* (carbonato basico di piombo), facendolo divenire una tavolozza dove ridisegnavano occhi e sopracciglia.

Alla fine del 1500, con il dilagare della peste, fare il bagno significava debilitarsi ed esporsi al rischio del contagio; la "pulizia" si limitava soltanto al cambio dei vestiti; per le credenze di allora, infatti, una camicia pulita equivaleva a fare il bagno.

Solo verso il 1600 troviano i primi spazzolini da denti fatti con setole animali, e alla fine dello stesso secolo compaiono i servizi igienici pubblici e privati.

Ancora nel 1700 si pensava che il contatto prolungato con l'acqua ostruisse i pori, evitasse la traspirazione e rendesse il sangue denso, provocando sterilità, aborti ed amenorrea. a tutte le donne per molto tempo ancora, veniva consigliato di non fare pediluvi e di non lavarsi durante il periodo del ciclo mestruale; e addirittura l'igiene femminile venne usata come parametro sulla moralità delle donne: se sporche erano oneste, se pulite quasi certamente

P. Giaquinto-F. Ricciardi: MANUALE facile dell'OPERATORE SOCIO SANITARIO (O.S.S.)

62

dedite alla prostituzione.

Nell'800 compaiono le prime tinozze da bagno ed iniziano a diffondersi le prime stanze da bagno, mentre alla fine del XIX secolo si inizia a capire l'importanza dell'igiene del corpo e degli ambienti; i saponi venduti fino ad allora a barre, assunsero la forma a noi nota, con l'aggiunta di odori e fragranze piacevoli.

Nel 1872 MERRY DELABOST, medico di una prigione di Rouen, in Francia, studiò un sistema per garantire un migliore livello di igiene tra i detenuti: la *doccia*, che nel 1879 l'esercito prussiano rese obbligatoria per i soldati installandone alcune comuni nelle baracche. La doccia si diffuse rapidamente in quanto fu subito chiara la sua convenienza rispetto al bagno in vasca: minor consumo di acqua, facilità di utilizzo anche per chi ha difficoltà di movimento, minor tempo necessario per preparare e completare il lavaggio e maggiore igiene insita nell'impiego di acqua corrente anziché ferma.

Nel 1890 a Parigi, madame LUCAS fonda la prima *maison de beautè*.

Nel 1907 viene istituito un organismo internazionale per l'igiene pubblica che, nel 1946, diventerà l'Organizzazione Mondiale della Sanità (OMS).

In Italia fino agli anni cinquanta fare il bagno è stato difficile per la mancanza di impianti di riscaldamento e di ambienti adatti a questo tipo di usanza; fra i ceti popolari l'ambiente usato era la cucina e la stessa acqua era utilizzata per il bagno di più persone. Poi, con l'arrivo dell'acqua corrente nelle case private, la pratica del bagno è divenuta di uso comune ed oggi considerata sempre di più segno di igiene e rispetto verso sè stessi e verso gli altri.

§ 2. I FATTORI CHE INFLUENZANO LE PRATICHE IGIENICHE

Il bisogno e le pratiche igieniche (come in generale la cura di sè) sono estremamente variabili ed influenzati da diversi fattori che adesso andiamo a riassumere. Essi sono rappresentati da:

-l'età ed il genere, da considerare sempre; nei bambini, ad esempio, l'obiettivo primario da raggiungere è quello di vestirsi e lavarsi autonomamente e in modo adeguato;

P. Giaquinto-F. Ricciardi: MANUALE facile dell'OPERATORE SOCIO SANITARIO (O.S.S.)

63

-l'ambiente di vita, dove siamo cresciuti e chi ci ha educati e come;

-la cultura, le esperienze di vita, le tradizioni;

-la religione, con le diverse usanze igieniche e le norme che regolano la ricomposizione della salma;

-le condizioni cliniche, quindi consideriamo la disponibilita' di energia, affaticamento, iperpiressia;

-le preferenze individuali, chi preferisce provvedere alle proprie cure igieniche al mattino, chi allla sera, chi preferisce la doccia alla vasca o viceversa;

-la presenza di presidi diagnostici-terapeutici, quali drenaggi, sondino naso gastrico, catetere vescicale.

Ricordiamo sempre che l'Operatore Socio-Sanitario opera in contesti diversi, a domicilio delle persone, in strutture protette, quali ospedali, case di cura private, convenzionate o RSA (residenze sanitarie asistenziali), quindi deve adattare la risposta a questo tipo di bisogno considerando, oltre alla persona, anche il *setting* nel quale si agisce.

PIANIFICARE LE CURE IGIENICHE

Quando pianificare le cure igieniche?

Gli Operatori Socio-Sanitari pianificano le cure igieniche preferibilmente *al mattino* con le cure igieniche totali (doccia, bagno in vasca, bagno a letto) che vengono assicurate in particolari situazioni di totale dipendenza.

Le cure igieniche parziali ordinarie come viso, denti e bocca, occhi, naso, orecchie, capelli, mani, ecc. devono essere garantite all'assistito *al mattino* e *ogni volta che si rende necessario* durante la giornata.

Altre cure igieniche parziali vengono definite speciali perche' finalizzate alla prevenzione o alla cura di patologie della cute o delle mucose come ad esempio la preparazione ad un intervento chirurgico, ad interventi diagnostici/terapeutici, o ad esempio in ambito dermatologico.

I principi generali che dobbiamo avere ben presente prima di

P. Giaquinto-F. Ricciardi: MANUALE facile dell'OPERATORE SOCIO SANITARIO (O.S.S.)

64

effettuare le cure igieniche sono riferiti all'uomo (durante i nostri interventi la persona potrebbe sentirsi minacciata), all'organismo (ammalato ed indebolito) e all'ambiente (attenzione alla scorretta manipolazione di materiale proveniente dal malato).

Dopo la preparazione del materiale occorrente (cerchiamo sempre di porlo in ordine logico), *informiamo la persona sulle attivita' che la coinvolgeranno* (adeguata informazione *sempre*), posizionando il letto in modo da garantire la massima comodita' possibile sia per l'utente che per l'Operatore.

Nell'esecuzione della pulizia, seguiamo sempre un ordine logico iniziando dal:

-viso, orecchie,

-collo tronco e ascelle,

-braccia e mani,

-arti inferiori e piedi,

-genitali,

-schiena (che può coincidere con il rifacimento del letto e la sostituzione della biancheria).

Ogni parte del corpo va scoperta, lavata ed asciugata *separatamente*, utilizzando un presidio (manopola monouso o personale) per parte del corpo (evitando di lasciare la persona scoperta totalmente); dobbiamo porre attenzione ad adattare l'intensità dello sfregamento, per evitare lesioni (ad esempio con pelle/cute molto sottili), compiendo con la mano dei *movimenti ampi*; spostiamo ed alziamo, se sono presenti, le pieghe cutanee a livello di petto, inguine, addome avendo cura di *asciugarle bene*.

Attenzione a pulire ed asciugare bene tra le dita delle mani e dei piedi, idratando la pelle e utilizzando preferibilmente prodotti neutri.

Durante il trattamento l'Operatore deve osservare attentamente: le caratteristiche della pelle (colore, aspetto, idratazione, pigmenti), le espressioni del viso dell'ospite (mimica, espressione, aspetto), gli edemi e le tensioni, le unghie (fragilità, deformazioni, alterazioni), gli elementi distintivi dei capelli.

P. Giaquinto-F. Ricciardi: MANUALE facile dell'OPERATORE SOCIO SANITARIO (O.S.S.)

65

Dopo il trattamento, si informi sullo stato fisico della persona, lo rimetta a letto e persona nella posizione giusta, riordini e ripristini il materiale utilizzato, smaltendo correttamente le cose usate.

Ricordiamo infine di *garantire la privacy* dell'ospite, di lavare le mani *prima* e *dopo* ed *indossare* i dispositivi di protezione individuale (DPI).

§ 3. LE PRATICHE IGIENICHE

LA CUTE

La cute è la *struttura di rivestimento* più esteso di tutto l'organismo della persona. E' caratterizzata dalla presenza di *solchi* e dalla sovrapposizione di *tre* strati: i solchi, più visibili nelle piante dei piedi e delle mani, sono indispensabili per la realizzazione dei movimenti che, in presenza di una cute liscia, sarebbero impossibili.

I tre strati sono detti epidermide, derma, e ipoderma.

-l'*epidermide* è lo strato più superficiale della cute ed è composto da una sovrapposizione di strati di cellule diverse tra loro per tipologia (strato basale, spinoso, granuloso, lucido e corneo). Dall'epidermide nascono gli *annessi cutanei* cioè le unghia, i capelli, i peli, le ghiandole sudoripare e quelle sebacee.

-il *derma* si trova immediatamente sotto l'epiderma e serve da supposrto a questa e agli annessi cutanei.

-l' *ipoderma*, situato sotto il derma, è costituito da cellule adipose unite in raggruppamenti assemblati tra loro da altro tessuto percorso da vasi sanguigni preposti al nutrimento dell'intera sottocute.

La cute svolge funzioni fondamentali quali quella di fungere da barriera immunitaria, di protezione dai raggi ultravioletti, di termoregolazione, di sintesi, di secrezione di sostanze antibatteriche e di eliminazione di tossine attraverso la sudorazione. Per svolgere al meglio la funzione a cui è preposta, deve mantenere un costante equilibrio tra sue fondamentali

P. Giaquinto-F. Ricciardi: MANUALE facile dell'OPERATORE SOCIO SANITARIO (O.S.S.)

66

caratteristiche, quali l'dratazione, il ph, la flora batterica e il film idrolipidico.

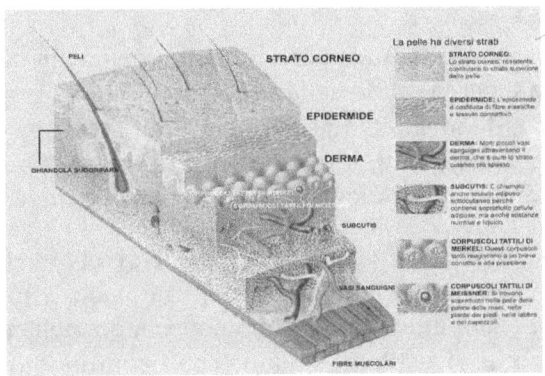

Inoltre, avendo lo scopo di difendere l'organismo dalle infezioni, deve essere mantenuta pulita, permettendo cosi' anche l'allontanamento della polvere, dello sporco, la rimozione del sudore e dei batteri l'igiene poi stimola la circolazione, attraverso l'utilizzo dell'acqua tiepida o calda e anche attraverso il massaggio

Circa l'*idratazione*, che ha una relazione diretta con l'ambiente, gli esperti affermano che la cute mantiene una idratazione ideale in presenza di umidità relativa superiore al 60%.

Il PH varia tra valori compresi tra il 4,5 ed il 6,5. La salita del PH verso l'alto (*alcalinità*) determina la proliferazione di microrganismi patogeni ed il dissolvimento del film idrolipidico. Principali cause sono l'uso di detergenti aggressivi e gli agenti atmosferici. Il ripristino del PH avviene naturalmente con la sudorazione.

Sulla cute è costante la presenza di microorganismi che costituiscono la flora batterica "residente", e di altri microorganismi patogeni che formano invece la flora "non residente".

Il film *idrolipidico* viene prodotto dalle ghiandole sebacee ed è una specie di pellicola protettiva indispensabile al mantenimento dell'omeostasi cutanea: da essa dipendono le caratteristiche elastiche e plastiche della cute e la sua resistenza alle aggressioni esterne.

Alla luce di quanto sopra appare evidente che un'igiene corretta è fondamentale per la salute della cute.

La mancanza di adeguata igiene può quindi favorire l'ostruzione dei pori con conseguente riduzione di alcune funzioni, oltre che l'insorgere di alcune patologie proprie della pelle tra le quali:

PSORIASI: malattia della pelle, causata dall'eccessiva velocità delle cellule (10 volte superiore alla norma), che mano a mano che si riproducono *non* muoiono, ma si depositano nell'epidermide, creando placche rivestite di squame che ricoprono gomiti, testa, parti intime, ginocchi ecc.

Il sole può essere utile a questa patologia della pelle, insieme a specifiche pomate.

MICOSI: malattia infettiva della pelle causata da migliaia di funghi (miceti). Può essere di natura genetica o può venir contratta in luoghi umidi. È molto importante lavarsi bene, asciugarsi bene, vestirsi in lino ed usare talco non profumato nelle zone dove sono presenti i miceti o funghi. Inoltre è opportuno usare farmaci *anti micotici*.

L'IGIENE ORALE

Molto importante è l'igiene orale dell'ospite soprattutto se questi sia incosciente per cui si alimenti poco e/o respiri frequentemente con la bocca o sia sottoposto ad ossigenoterapia. In questi casi può presentare secchezza della mucosa, presenza di placche sulla lingua e sul palato e conseguenti manifestazioni di affezioni del cavo orale e delle prime vie respiratori. L'igiene orale perciò deve essere eseguita scrupolosamente e *più volte* al giorno.

Vediamo perciò la corretta procedura da seguire, sia sul paziente

P. Giaquinto-F. Ricciardi: MANUALE facile dell'OPERATORE SOCIO SANITARIO (O.S.S.)

68

cosciente che non.

-sul paziente cosciente:

Dopo aver lavato le mani, indossati i guanti (vedremo come effettuare entrambe le operazioni dettagliatamente a fine capitolo), ed informato l'ospite, si procede a spazzolare con dentifricio la cavità buccale, dal margine gengivale a quello incisivo, massaggiando delicatamente anche le gengive, e sempre con movimenti circolari del polso, ripetendo più volte l'operazione. L'igiene va completato con risciacquo con acqua e colluttorio (se tollerato) e l'uso del filo interdentale che viene tenuto con il dito medio di entrambe le mani per la pulizia dell'arcata superiore, con l'indice delle mani per l'arcata inferiore.

Se l'ospite è portatore di *protesi*, questa verrà rimossa tenendola tra il pollice e l'indice per procedere alla sua pulizia. L'operazione viene effettuata tenendo la protesi su un lavandino pieno d'acqua e con un'asciugamano sul fondo dello stesso. Il margine esterno della protesi si pulisce con gli stessi movimenti dell'igiene a paziente normodotato, quello interno, posizionando lo spazzolino in verticale e con movimenti *dal basso verso l'alto*. Il risciacquo si effettua con acqua e colluttorio (se è ben tollerato).

Alla fine della procedura, l'ospite verrà informato che le operazioni sono terminate.

La sera, ed ogni volta che è necessario rimuoverla, la protesi verrà messa in pulizia in apposito cestello di plastica con acqua e l'aggiunta di apposita pastiglia igienizzante.

-sul paziente incosciente:

Dopo aver indossato i guanti e preparato il materale occorrente, si informa comunque l'ospite su quanto si va a fare e lo si posiziona in decubito laterale. Si apre la bocca aiutandosi con un' abbassalingua ricoperto da garza inumidita in colluttorio o soluzione antisettica per poi procedere come sul paziente cosciente, cambiando frequentemente il tampone di garza. Il risciacquo si effettua con un tampone di garza imbevuto d'acqua; allo stesso modo si pulisce tutta la cavità buccale. Lo si informa

P. Giaquinto-F. Ricciardi: MANUALE facile dell'OPERATORE SOCIO SANITARIO (O.S.S.)

69

che l'operazione è terminata e lo si riposiziona.

Alla fine di ogni operazione si raccolglie il materiale usato, lo si pulisce gettando via i rifiuti, e, tolti i guanti, ci si lava le mani.

L'IGIENE DEGLI OCCHI

Viene effettuata per prevenire o ridurre la secchezza dell'occhio ed eliminare le secrezioni accumulate e per prevenire infezioni oculari. La frequenza della pulizia oculare (in ogni caso almeno una volta al giorno) varia secondo le condizioni dell'ospite.

Dopo aver lavato le mani, indossato i guanti, preparato il materiale ed informato l'ospite, l'operatore procede alla pulizia con un batuffolo di garza imbevuto di acqua borica o sterile. Per rimuovere le secrezioni si procede dall'angolo palpebrale interno a quello esterno. Dopo aver cambiato la garza si procede alla pulizia dell'altro occhio. Se le secrezioni sono abbondanti, si applica sull'occhio una garza imbevuta di acqua tiepida.

Alla fine, informato l'ospite che l'operazione è terminata, si eliminano i rifiuti ed il materiale, ci si toglie i guanti e ci si lava le mani.

L'IGIENE DELLE ORECCHIE

Serve a prevenire la formazione di o ad eliminare il *cerume* in eccesso.

Dopo le operazioni di rito, l'operatore procede alla pulizia utilizzando una garza inumidita con acqua, e, con l'angolo ritorto della stessa, elimina il cerume in eccesso tirando leggermente il padiglione auricolare verso il basso.

Al termine, avvisato il paziente che l'operazione è terminata, e dopo averlo confortevolmente riposizionato, si procede alle operazioni finali di rimozione rifiuti, guanti e lavaggio delle mani.

L'IGIENE DEL NASO

Si effettua sia per prevenire la formazione di secrezioni in eccesso, sia per ridurre il rischio di formazione di croste.

Si procede esattamente come per la pulizia dell'orecchio e sempre

P. Giaquinto-F. Ricciardi: MANUALE facile dell'OPERATORE SOCIO SANITARIO (O.S.S.)

70

con l'angolo ritorto di una garza imbevuta d'acqua.

L'IGIENE PERINEALE

Il *perineo* è la zona del corpo umano più umida e sottoposta ad intensa e costante sudorazione ricca di acidi grassi; perciò è il deposito naturale di microorganismi e la sede in cui si sviluppa il maggior odore personale.

Una buona igiene quotidiana previene lo sviluppo di cattivi odori, arrossamenti e macerazioni, favorendo il benessere dell'ospite.

L'operazione si effettua una volta al giorno, ma se l'ospite è incontinente, va effettuata ogni volta che si sporca.

Dopo le operazioni preliminari, e avvisato il paziente, l'operatore procede alla pulizia mettendolo, all'inizio, in decubito supino, facendogli flettere le gambe e alzare il bacino per posizionare la padella.

-per l'*uomo*

Si esegue la pulizia del pene ritraendo il prepuzio nel maschio non circonciso e con salvietta monouso o cotone idrofilo si effettuano movimenti circolari a partire dal meato urinario verso l'esterno. Va cambiata la salvietta ad ogni passaggio e si ripete l'operazione più volte se necessario.

Si pulisce poi lo scroto e si sciacqua bene. L'asciugatura va fatta tamponando e non frizionando.

-per la *donna*

La pulizia va effettuata allargando le grandi labbra con una mano e con l'altra, munita di manopola, si pulisce dal davanti verso dietro.

In generale la pulizia, da effettuare con un detergente *neutro*, si effettua procedendo dalla parte più pulita alla più sporca al fine di prevenire le infezioni dell'apparato urogenitale.

La regione perineale va pulita per la donna, procedendo dalla vagina verso l'ano, per l'uomo dallo scroto verso l'ano e mettendo

P. Giaquinto-F. Ricciardi: MANUALE facile dell'OPERATORE SOCIO SANITARIO (O.S.S.)

71

sempre il paziente in decubito laterale.

L'IGIENE DEI PIEDI E DELLE UNGHIE

La pulizia dei piedi va effettuata per prevenire secchezza della cute, infezioni e complicanze nei malati di diabete, e ovviamente per prevenire la formazione di cattivo odore.

L'accurato taglio delle unghie previene l'incarnimento delle stesse evitando dolore, infiammazione e infezioni della cute.

Dopo le operazioni preliminari e col paziente seduto, si mettono i piedi in ammollo per circa 10 minuti. Dopo aver cambiato l'acqua, si procede alla loro pulizia facendo attenzione agli spazi interdigitali. Dopo aver sciacquato, si procede ad accurata asciugatura in quanto l'umidità favorirebbe il proliferare di microorganismi.

Le unghie, mediante un tagliaunghie, vanno tagliate dritte perchè l'unghia arrotondata incarnisce più facilmente rispetto a quella arrotondata. Si applica infine, in assenza di controindicazioni, una crema emolliente ed idratante.

LE MANI E LE SUE UNGHIE

Per le mani si procede come per i piedi, salvo il fatto che le unghie possono essere leggermente arrotondate, perchè al contrario di quelle dei piedi, incarniscono con meno facilità.

L'arrotondamento va fatto con apposita limetta.

L'IGIENE DEI CAPELLI

In alcune persone non in grado di effettuare da sole le azioni della vita quotidiana, anche la mancanza di pulizia dei capelli può causare un disagio che si riflette sul suo benessere generale. La pulizia regolare dei capelli comunque, serve anche a prevenire infezioni del cuoio capelluto.

Dopo le operazioni preliminari, ed informato il paziente, lo si posiziona seduto al lavandino se si può mobilizzare, in decubito supino su una barella o sul letto, se allettato.

Bagnati i capelli con acqua, si applica lo shampoo e li si lava frizionando e procedendo dalla radice verso le punte ed

P. Giaquinto-F. Ricciardi: MANUALE facile dell'OPERATORE SOCIO SANITARIO (O.S.S.)

72

effettuando un leggero massaggio al cuoio capelluto. Dopo il risciacquo, l'operazione va ripetuta se necessario. I capelli vanno infine acsiugati prima con un asciugamano poi con un asciugacapelli. Poi si pettinano. Alla fine vanno effettuate le altre operazioni di rito, fino al consueto lavaggio delle mani.

L'IGIENE TOTALE E IL BAGNO ASSISTITO

L'igiene completa di un paziente va effettuata partendo dal lavaggio del viso, degli occhi, le orecchie, il collo e gli arti superiori, dal più lontano dall'operatore al più vicino. Si prosegue poi con il torace, l'addome, gli arti inferiori (sempre dal più lontano) e la zona perineale, con le modalità già descritte. E' fondamentale sciacquare e asciugare in modo corretto ogni zona del corpo per evitare macerazioni e nascita di microorganismi.

Per la parte posteriore del corpo bisogna ruotare il paziente in decubito laterale per poi lavare la schiena e la zona perianale. Poi sciacquare ed asciugare bene. Dopo aver riposizionato correttamente il paziente, eliminare come sempre i rifiuti, togliere i guanti e *lavarsi bene le mani.*

In tutte le operazioni legate alla pulizia sono fondamentali il rispetto della privacy e della sua personalità. L'Operatore avrà quindi cura di far uscire, quando possibile, persone estranee dalla stanza, e di coprire con un telo le parti intime del paziente scoprendole solo per il tempo strettamente necessario alle operazioni di pulizia, dialogando con lui e rendendolo partecipe di ogni operazione, "personalizzando" così le cure a lui dedicate, al fine di aumentare il senso di benessere.

Stesso procedimento per il cosiddetto *bagno assistito* che si svolge in appositi locali (bagni attrezzati con docette) posizionando il paziente su vasca-barella; per il lavaggio si procede con lo stesso ordine visto per l'igiene, facendo molta attenzione alla temperatura dell' acqua.

P. Giaquinto-F. Ricciardi: MANUALE facile dell'OPERATORE SOCIO SANITARIO (O.S.S.)

73

Tutte le operazioni dovranno durare un tempo non eccessivo, evitando di bagnare i capelli (che verranno lavati con apposita procedura e non contestualmente al bagno), per poi procedere ad una accuratissima asciugatura onde evitare la formazione di piaghe o lesioni della cute, in particolar modo nelle persone allettate.

L'IGIENE DOPO LA MORTE

L'igiene del defunto è una delle operazioni di composizione della salma. Si effettua sia per una questione di rispetto verso il defunto e i suoi congiunti, sia per evitare la diffusione di microorganismi.

L'igiene del defunto si effettua con le stesse modalità del paziente in vita, ma se possibile *in luogo appositamente dedicato*. Si avrà attenzione, salvo ordini diversi, di staccare la salma da ogni tipo di apparecchiatura, e da eventuali cateteri, drenaggi e/o sonde. Non si utilizzano tamponi per gli orifizi, mentre è normalmente ammesso l'uso di pannoloni per ovviare a possibili incontinenze. Terminate le operazioni di igiene, la salma va posizionata in

P. Giaquinto-F. Ricciardi: MANUALE facile dell'OPERATORE SOCIO SANITARIO (O.S.S.)

74

decubito supino, ricoperta per intero da un lenzuolo, e trasportata in obitorio.

§ 4. LA CURA DI SE' - VESTIZIONE E SVESTIZIONE

L'Operatore *assiste ed aiuta* l'ospite parzialmente o totalmente non autosufficiente nelle operazioni di vestizione e svestizione, ripettando i tempi della persona, evitando movimenti bruschi o peggio strappi, e impedendo, nel limite del possibile, l'uso di indumenti troppo stretti e disagevoli.

In caso di impedimento, gesso o paralisi di un arto, nella svestizione, si partirà dall'arto sano, e poi, lentamente e con sostegno, all'arto malato. Al contrario, nella vestizione, si partirà ricoprendo prima l'arto malato.

Altre tecniche sono funzionali alla posizione del paziente. Ad esempio nella svestizione di paziente allettato in decubito supino, per togliere un pantalone, si avrà cura di fargli sollevare fianchi e natiche per poterlo sfilare.

A paziente in decubito laterale, i pantaloni vengono sfilati prima dalla parte sana, poi, rivoltandolo, dalla parte lesa.

Si utilizza infine la posizione laterale per mettere alla paziente un abito che abbia una chiusura laterale. Infilate le maniche, la paziente viene girata verso l'Operatore, e il lembo del vestito viene portato verso la schiena. La persona viene girata quindi sull'altro fianco, l'altro lembo del vestito viene portato alla schiena ed allacciato.

§ 6. IL BISOGNO DI ELIMINAZIONE

I bisogni fondamentali della persona, variano e sono legati a diversi fattori, fisiologici e psicologici.

Tra i primi ricordiamo l'età, le abitudini personali, il tipo di alimentazione, lo stato di conservazione della muscolatura addominale, i disturbi della motilità gastro-intestinale, eventuali interventi chirurgici subiti, le patologie intestinali, e l'eventale assunzione di farmaci.

Tra i secondi, la privacy più o meno attenuata, le tradizioni familiari e culturali, e l'educazione alla continenza ricevuta in età infantile.

LE FECI. CARATTERISTICHE DI "NORMALITÀ"
Le caratteristiche di feci considerate "normali" sono: la forma del retto, il colore bruno, la consistenza (variabile secondo la quantità d'acqua contenuta, l'odore pungente, la quantità e la frequenza di evacuazione, che in genere varia da due tre volte al giorno a due tre volte alla settimana.
Forme di alterazione della funzione intestinale sono:
la stipsi, che è l'evacuazione a volte dolorosa di feci asciutte e secche, la diarrea, che è l'evacuazione di feci liquide, l'incontinenza e la flatulenza, che è l'eccessiva formazione di gas nell'intestino.
La funzione dell'operatore, per la cura del benessere intestinale del paziente, consiste in una serie di attività che si affiancano a quelle del personale infermieristico e che sono tese ad alimentare la sicurezza, il comfort e la privacy durante l'evacuazione.
L'Operatore quindi:
-aiuta il paziente a raggiungere il bagno o, in alternativa lo fornisce di padella;
-verifica il corretto posizionamento della padella assicurandosi che la stessa non sia fredda;
-aiuta il paziente a raggiungere la posizione più comoda e l'aiuta a coprirsi sia per tutelarne la privacy sia per impedire che prenda freddo;
-gli fornisce ogni ulteriore materiale necessario per l'evacuazione (carta igienica ecc) e ne cura l'igiene perineale se il paziente non può provvedervi in via autonoma.

L'APPARATO URINARIO
L'apparato urinario è l'insieme di organi e di strutture finalizzati all'escrezione dell'urina o di altri prodotti del catabolismo in alcuni generi animali, principalmente appartenenti ai cordati. Appartiene alla più vasta categoria degli apparati escretori

animali, differenti per anatomia e fisiologia da gruppo a gruppo.

La funzione principale dell'apparato è l'*eliminazione dei rifiuti metabolici*, principalmente dei composti azotati; i gruppi amminici *non riutilizzati* dall'organismo per sintetizzare nuovi composti azotati, vengono escreti sotto diverse forme chimiche:

-*urea* (gli animali che producono come composto terminale urea vengono detti ureotelici);

-*ammoniaca* (le specie animali che producono ammoniaca sono detti ammoniotelici);

-*acido urico* (gli animali che producono acido urico sono chiamati uricotelici).

Nell'*uomo*, al pari degli altri mammiferi l'ammoniaca, presente in forma protonata come ione ammonio, viene convertita in *urea* tramite il cosiddetto ciclo dell'urea o dell'ornitina citrullina, che permette, a fronte d'una spesa energetica di due molecole di ATP per ogni molecola di urea prodotta, di disporre di un composto meno tossico rispetto a quello di partenza. L'escrezione di questa e altre molecole viene attuata dai nefroni, principali attuatori dell'apparato urinario.

Nell'uomo, l'apparato è rappresentato da:

-Reni

-Canali escretori (ureteri)

-Vescica

-Uretra

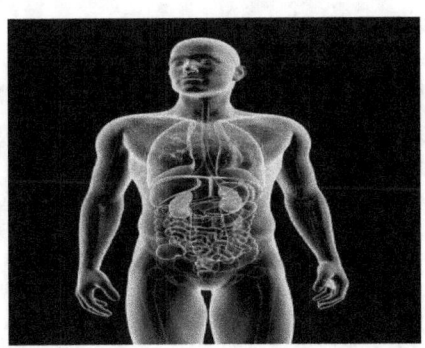

P. Giaquinto-F. Ricciardi: MANUALE facile dell'OPERATORE SOCIO SANITARIO (O.S.S.)

77

L'organo principale dell'apparato escretore, il *rene*, è costituito da una zona midollare (formata dalle piramidi renali), ed una zona corticale. L'unità funzionale del rene è il *nefrone*, costituito dal corpuscolo di MALPIGHI a sua volta formato dal glomerulo, dalla capsula di BOWMAN e dal tubulo renale. Il sangue, tramite l'arteriola afferente, arriva nel glomerulo dove, a causa della pressione determinata dalla presenza di un'arteriola efferente di diametro molto minore e dalla presenza di fenestrature di questo vaso che contribuiscono alla variazione della pressione, attraversa un filtro formato dai podociti. Al termine di questo processo si ottiene l'ultrafiltrato glomerulare (1.60-1.80 litri/die), che deve però essere ulteriormente filtrato prima di diventare urina (1.5 litri/die). Passa così nel tubulo renale, formato da un tubulo contorto prossimale, dall'ansa di Henle, da un tubulo contorto distale e dal dotto collettore. In questo percorso, dall'ultrafiltrato vengono riassorbiti acqua e ioni sodio, fino ad ottenere appunto l'urina.

FATTORI CHE INFLUENZANO IL BISOGNO DI ELIMINAZIONE URINARIA

Anche in questo caso bisogna distinguere tra fattori *fisiologici* e *psicologici*.

Tra i primi ancora l'età, le abitudini personali (alcune abitudini di minzione variano con l'approssimarsi della terza età, ad esempio necessitando l'anziano dello stimolo esterno di acqua che scorre), il tipo di idratazione (se abbondante può diminuire la capacità di controllo della minzione), lo stato della muscolatura addominale e pelvica, i disturbi della motilità gastro-intestinale, l'eventuale assunzione di farmaci., e, nelle donne, le alterazioni ormonali e la gravidanza.

Tra i secondi, lo stato emotivo (che può essere concausa di alcune alterazioni), la privacy e l'educazione alla minzione ricevuta in età infantile.

LE URINE. CARATTERISTICHE DI "NORMALITÀ"

Le urine, compote da acqua e sali, corrispondono a criteri di normalità quando:

-hanno un colore *giallo paglierino*;

-sono normalmente *trasparenti*;

-hanno un *odore aromatico*, più o meno intenso;

-vengono espulse in quantità media di 1000/1500 ml al giorno (fattore però fortemente variabile secondo diversi fattori tra cui la quantità di liquidi ingeriti);

La frequenza è variabile da due tre volte al giorno a due tre volte a settimana.

Le più comuni alterazioni della minzione sono:

-la *ritenzione* urinaria, ossia la difficoltà ad espellere urina comunque raccolta nella vescica;

-la *minzione difficoltosa*, per intensa frequenza, bruciore ecc;

-l'*incontinenza*, ossia la perdita involontaria di urina per impossibilità di controllare lo sfintere urinario.

L'ASSISTENZA AL PAZIENTE CATETERIZZATO E INCONTINENTE

L'assistenza al paziente portatore di catetere, è operazione molto delicata per l'*alto rischio di infezione* alle vie urinarie.

L'Operatore quindi, per ridurre al minimo tale rischio, dovrà:

-assicurare una puntuale e corretta igiene perineale;

-fissare il raccordo del catetere al letto o alla coscia del paziente quando questo è posizionato per evitare stiramenti o trazione del catetere che porterebbe un trauma ai tessuti favorendo infezioni;

-assicurare il corretto deflusso delle urine evitando pericolosi ristagni controllando il corretto posizionamento del tubo di drenaggio, vuotando regolarmente la sacca, evitando che il rubinetto venga a contatto con il recipiente di raccolta e riposizionando la sacca assicurandosi che questa sia al di sotto del livello della vescica;

Circa invece il paziente incontinente, l'Operatore dovrà prestare particolare attenzione all'aspetto *psicologico*, oltre che a quello fisico. L'incontinenza infatti, può gravemente nuocere al morale di una persona magari già debilitata per altri fattori. L'approccio dell'Operatore quindi dovrà essere teso a stimolare intanto

P. Giaquinto-F. Ricciardi: MANUALE facile dell'OPERATORE SOCIO SANITARIO (O.S.S.)

79

l'autostima, per poi garantire al paziente la massima igiene e pulizia della cute tesa ad evitare arrossamenti, bruciori e macerazione causati dall'eccesso di umidità nella zona interessata dalle perdite di urina.

Tra i supporti all'incontinenza ricordiamo i *pannoloni*, di cui esistono diversi tipi adeguati alle diverse esigenze, che devono essere correttamente utilizzati altrimenti da rimedio finirebbero col diventare concausa dell'incontinenza stessa, viste le ripercussioni di tipo psicologico che potrebbero avere sul paziente.

Oltre al pannolone, e solo per i pazienti di sesso maschile, esistono ausili di tipo profilattico, collegati ad una sacca di raccolta urine, da applicare direttamente al pene.

§ 7. IL BISOGNO DI RIPOSO E SONNO

Il *sonno*, che costituisce uno stato di riposo assolutamente necessario, è, al pari degli altri bisogbi fondamentali dell'uomo, influenzabile da fattori fisiologigi, psicologici ma anche ambientali.

Tra i primi ricordiamo:

-l'età (un neonato dorme fino a 16 ore al giorno, un bambino in età scolare tra le 8 e le 12, un adulto tra le 6 e le 8, un anziano tra le 6 e 7), le abitudini personali, i disturbi fisici (che possono ostacolare un regolare riposo), i distturbi psichici e l'eventale assunzione di farmaci.

Tra i secondi:

-lo stato emotivo e la privacy.

Tra i terzi.

-la rumorosità dell'ambiente, l'illuminazione (con la luce si fa fatica a riposare, mentre il buio concilia il sonno) e la temperatura.

L'Operatore, nella ricerca della soddisfazione di questo bisogno elementare, avrà la funzione di "mediare" tra le esigenze dell'ospite e i vincoli ed i limiti imposti dalla struttura in cui esso è ospitato. In particolare avrà cura di controllare il rumore

P. Giaquinto-F. Ricciardi: MANUALE facile dell'OPERATORE SOCIO SANITARIO (O.S.S.)

80

nell'ambiente, di somministrare, se lo desidera, tisane rilassanti e assicurare il corretto posizionamento del paziente in modo da garantirgli il maggior comfort possibile.

§ 8. IL BISOGNO DI MOVIMENTO. MODALITÀ DI MOBILIZZAZIONE
Anche il movimento del corpo rappresenta la soddisfazione di un bisogno dell'uomo, ossia uno scopo da raggiungere. E per questo il cervello, sollecitato dallo stimolo ad agire e immagazzinate le informazioni, coordina le parti del corpo predisposte a compiere il movimento desiderato, favorendone la coordinazione e gli aggiustamenti posturali necessari. Se questa è la normalità in condizioni di integrità fisica, ciò non è possibile, o lo è parzialmente, in condizioni di inabilità.

Per sopperire a questa carenza del paziente, trovano applicazione le tecniche cd di "mobilizzazione", decise dal fisioterapista e variabili secondo il diverso bisogno e le condizioni fisiche del paziente.

In particolare si può distinguere tra *mobilizzazione passiva*, che consiste nel far muovere il corpo del paziente anche quando questo non è in grado di contrarre volontariamente i muscoli, *esercizio attivo*, che invece vede la partecipazione attiva del paziente, ed *esercizio terapeutico* che è mirato al recupero di una specifica disabilità.

Al progetto riabilitativo concorre, con le attribuzioni che gli competono, anche l'Operatore che dovrà garantire al paziente sempre un corretto posizionamento al fine di non vanificare i progressi ottenuti dalla fisioterapia applicata.

COMPITI DELL'OPERATORE PER SOPPERIRE ALLA DEAMBULAZIONE DIFFICOLTOSA
Il ruolo dell'Operatore è in questo caso quello di garante della sicurezza del paziente, mediante un'attività di controllo. Tale controllo si esplica in primo luogo sia sull'abbigliamento (es è consigliato l'uso di scarpe chiuse anzichè pantofole, di abiti comodi ma che non intralcino i movimenti) sia sull'ambiente,

verificando che non esistano ostacoli sul percorso da compiere, che ci sia illuminazione sufficiente ecc. In secondo luogo tale attività di controllo si esplica sulla verifica della correttezza della modalità di esecuzione degli esercizi mirati imposti dalla terapia di riabilitazione. L'Operatore avrà cura di verificare che ogni esercizio sia svolto dal paziente nel modo più corretto possibile.

Ricordiamo che la deambulazione è suddivisa in due fasi:

-la fase di *appoggio*, in cui il piede è appoggiato a terra e sostiene il peso del corpo;

-la fase *oscillante*, in cui al movimento degli arti inferiori, si contrappone il movimento opposto di quelli superiori. L'Operatore avrà cura di verificare la correttezza di questa oscillazione, facendo in modo che il tronco sia eretto, che il bacino sia portato in avanti sull'arto di appoggio, e che la posizione dell'arto di appoggio e quello sospeso sia corretta, rispettando sempre e comunque la "personalità" del paziente e il modo tutto suo di camminare. Gli Operatori di sostegno possono essere due (uno per ogni lato del paziente da assistere) o uno (collocato al lato più debole dell'assistito). E' opportuno tenere per mano il paziente e cingergli la vita con un braccio (nel caso di un solo operatore). Nei casi più difficili è opportuno l'ausilio di un deambulatore, regolabile in base all'altezza del paziente e di cui esistono diversi tipi.

Altri ausili sono il *bastone a quattro punti* di appoggio (più difficoltoso da usare e che va portato sempre dalla parte del paziente più "sana", e che si utilizza secondo uno schema di tre movimenti), il *bastone a tre punti* di appoggio, quello *ad un punto* di appoggio (in entrambi i casi l'Operatore si posiziona al lato del paziente), e le *stampelle* (la cui impugnatura deve essere regolata in modo che il gomito del paziente resti leggermente flesso).

§ 9. LA POSTURA DEL PAZIENTE ALLETTATO

E' importante una corretta postura dell'ospite immobilizzato a letto e impossibilitato a muoversi. Ricordiamo le posizioni principali:

P. Giaquinto-F. Ricciardi: MANUALE facile dell'OPERATORE SOCIO SANITARIO (O.S.S.)

82

SUPINA (letto in posizione orizzontale, sul fondo un archetto alzacoperte; paziente con schiena adagiata sul materasso e con gli arti inferiori allineati, quelli superiori con avambraccio esteso e gomito flesso, mano aperta e polso in posizione supina);

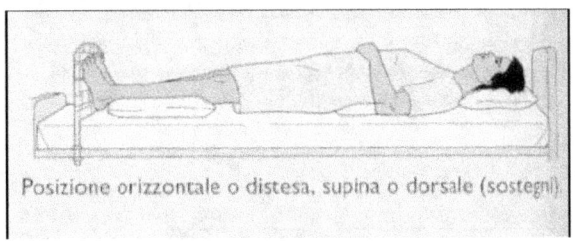

Posizione orizzontale o distesa, supina o dorsale (sostegni)

SEDUTA (letto con testata sollevata a circa 60/70°, testa e tronco allineati, arti superiori liberi, arti inferiori con gambe flesse in modo da poggiare la pianta dei piedi sul letto);
SEMISEDUTA (fowler) (il paziente ha il busto sollevato non più di 45°, il piano del letto è alzato nella sua porzione superiore – o si utilizzano cuscini disposti a lisca di pesce – un cuscino si posiziona sotto la testa, arti inferiori allineati e, salvo diversa

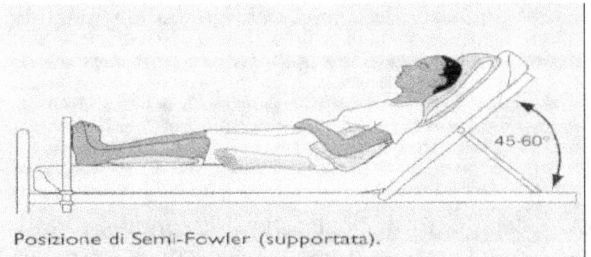

Posizione di Semi-Fowler (supportata).

prescrizione, gli arti superiori sono liberi.

LATERALE sinistra o destra (piano del letto in posizione orizzontale, testa e tronco allineati, un cuscino sotto la nuca, un altro sotto il tronco per evitare che si perda la postura; l'arto su cui poggia il paziente deve avere il gomito flesso e il polso esteso senza reggere il peso del corpo; l'altro braccio sostenuto da cuscino; l'arto inferiore del lato su cui è disteso il paziente disteso o leggermente flesso, l'altro sostenuto da cuscino in parte sistemato sull'altro arto);

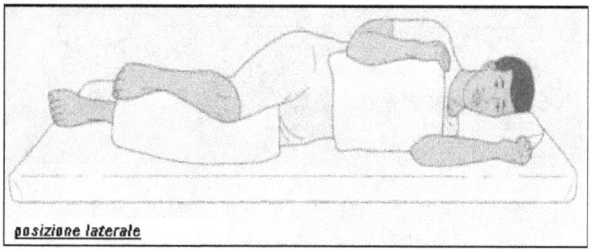

posizione laterale

PRONA (paziente adagiato sul materasso con la parte anteriore del tronco; piano del letto orizzontale, testa ruotata di lato e poggiata sul cuscino, un altro cuscino sotto l'addome, arti superiori con gomiti flessi al lato del capo, polsi estesi e mani aperte);

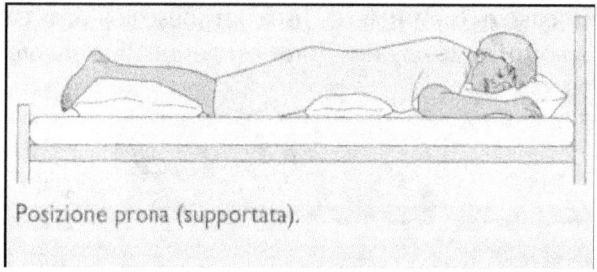

Posizione prona (supportata).

SEMIPRONA O SIMS (letto in posizione orizzontale, testa ruotata di lato, arti superiori posizionati uno verso l'alto sorretto da cuscino, l'altro verso il basso, gomito flesso e polso esteso con mano aperta per l'arto che va verso l'alto; arti inferiori anche questi uno che va verso l'alto sorretto da cuscino, l'altro verso il basso);

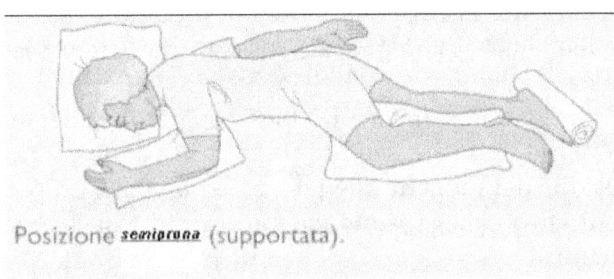

Posizione *semiprona* (supportata).

ORTOPNOICA (schienale rialzato a 90° senza cuscino dietro la nuca, favorisce la massima espansione polmonare);
GENUPETTORALE (utilizzata per indagini e terapie che interessano la zona delle natiche – il paziente poggia le spalle ed il ginocchio sul letto, i bracci sono distesi in avanti, la testa poggia con un lato su un cuscino);
TRENDELEMBURG (Il piano del letto è inclinato in modo tale che la testa del paziente sia più in basso dei piedi – migliora l'afflusso di sangue al cervello);
ANTITRENDELEMBURG (al contrario di prima il piano del letto è inclinato in modo tale che la testa del paziente sia più in alto dei piedi – evita il reflusso gastrico, viene utilizzata quando non si può usare una postura seduta ed esempio durante i pasti).
La posizione *meno tollerata* dal paziente è quella *prona*, e la scelta di quella più opportuna dipende dalle condizioni fisiche del malato (ad es la posizione semiprona è sconsigliata ai pazienti con problemi respiratori e cardiaci).
La posizione semiprona, anch'essa poco tollerata, è da utilizzare solo per brevi periodi nell'ambito di un programma di movimentazione del paziente con rischio di ulcera da pressione.

§ 10. LA MOBILIZZAZIONE DEL PAZIENTE ALLETTATO
Ogni persona, che a causa del suo stato fisico, non riesce a muoversi autonomamente nel letto, ha bisogno di un supporto da parte dell'Operatore per soddisfare questo bisogno. La soddisfazione totale di questo bisogno avviene se l'Operatore

riesce a conciliare la necessità di evitare disagio e/o lesioni alla persona allettata, e la frequenza del suo intervento secondo la necessità del paziente.

E' una pratica potenzialmente rischiosa sia per il paziente, sia per l'Operatore, per cui sarà sempre necessario valutare con cura le abilità residue del soggetto allettato, e, se possibile, procedere con l'ausilio di altro collega, suddividento in più fasi il processo di spostamento.

I più frequenti movimenti che vengono compiuti sono:

-il sollevamento di testa e spalle, eseguito per posizionare i guanciali, durante la vestizione e svestizione, ecc;

-lo spostamento della persona verso la testata del letto, effettuato da uno o due operatori e con o senza l'ausilio di *telo di scivolamento* o traversa;

-lo spostamento verso un lato del letto, quando si fa cambiare la posizione al paziente;

-la rotazione di un malato su un lato, eseguita durante l'igiene personale, il cambio della biancheria, ecc.; va fatta con la collaborazione di altro operatore, con o senza telo o traversa, a seconda che il paziente sia o non sia in grado di offrire ausilio.

Tutte queste manovre sono anche propedeutiche alle tecniche di spostamento del paziente dal letto alla poltrona o carrozzina.

§ 11. TRASFERIMENTI POSTURALI DEL PAZIENTE

I trasferimenti *posturali* della persona devono essere effettuati nella massima sicurezza del paziente e rispondere ai principi della appropriatezza e sequenzialità, oltre che della gradualità. Una persona da tempo allettata è infatti molto debole e fatica a compiere i movimenti più semplici, per cui evitare ad esempio i movimenti bruschi e gli strappi, può garantire la buona riuscita del trasferimento.

P. Giaquinto-F. Ricciardi: MANUALE facile dell'OPERATORE SOCIO SANITARIO (O.S.S.)

86

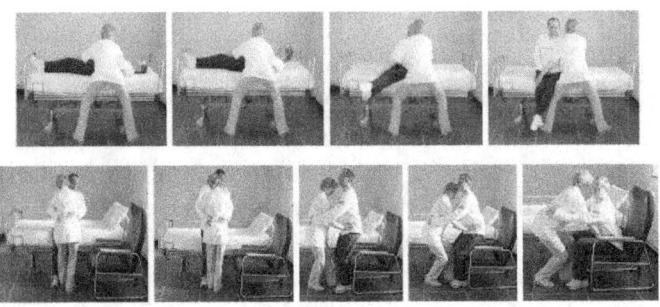

TRASFERIMENTO DALLA POSIZIONE SUPINA A QUELLA SEDUTA (in poltrona o carrozzina) – dopo lo spostamento della persona verso un lato del letto, si ruota la stessa in posizione seduta sul letto stesso; poi si passa a posizionare la persona in temporanea posizione eretta per posizionarla infine in posizione seduta in carrozzina o in poltrona. Se la persona è collaborativa, il trasferimento può essere fatto da un solo operatore, in caso contrario si ricorre all'ausilio di altro operatore, o, nei casi piu´ gravi, di sollevatore meccanico.

TRASFERIMENTO DALLA POSIZIONE SUPINA A QUELLA ERETTA – avviene con le prime tre sequenze viste per il trasferimento in carrozzina.

TRASFERIMENTO DALLA POSIZIONE SEDUTA A QUELLA ERETTA – si effettua seguendo le modalità del passaggio da supino a seduto al contrario.

§ 12. LA SICUREZZA DELL'O.S.S. NELLE OPERAZIONI DI MOBILIZAZIONE
Se la sicurezza e il benessere del paziente sono al centro dell'attenzione dell'Operatore, questi, durante le operazioni di mobilizzazione, dovrà avere estrema cura di *non mettere a repentaglio la propria integrità fisica*, al pari di ogni altro lavoratore.
Alcuni basilari suggerimenti vengono dall'*ergonomia* (dalle parole greche *ergon* – lavoro e *nomos* – regola o legge), ossia lo studio di regole atte a favorire il benessere del lavoratore. Corrette posture dell'operatore durante le attività di mobilizzazione sono:

P. Giaquinto-F. Ricciardi: MANUALE facile dell'OPERATORE SOCIO SANITARIO (O.S.S.)

87

-ricordarsi di allargare la base di appoggio tenendo un piede avanti ed uno indietro, flettendo le ginocchia e mai la schiena;
-non prendere mai il paziente sotto le ascelle ma effettuare la presa cd "crociata" cioè, dopo aver fatto passare le proprie braccia sotto quelle del paziente, l' Operatore avrà cura di afferrare gli arti superiori dello stesso che saranno flessi sul torace;
-nel posizionare il paziente nel letto (es spostamento verso la parte alta del letto), spostare il proprio peso dalla gamba che sta dietro a quella che sta avanti flettendo le ginocchia;
-nel trasferimento di paziente dal letto alla carrozzina effettuato da due operatori, quello che solleva la parte inferiore del corpo del paziente, avrà cura, durante il trasferimento, di flettere i propri arti inferiori, mentre l'altro collega, addetto alla parte superiore del corpo, appoggerà un ginocchio sul letto, effettuerà una presa crociata e, durante il trasferimento, scaricherà lo sforzo proprio sul ginocchio.

Importante, ai fini della sicurezza, è poi l'ausilio di *mezzi meccanici* (tra i più comuni: sollevatori, letti telecomandati, teli senza attrito o ad "alto scorrimento", assette per trasferimenti, dischi girevoli e cinture con maniglie).

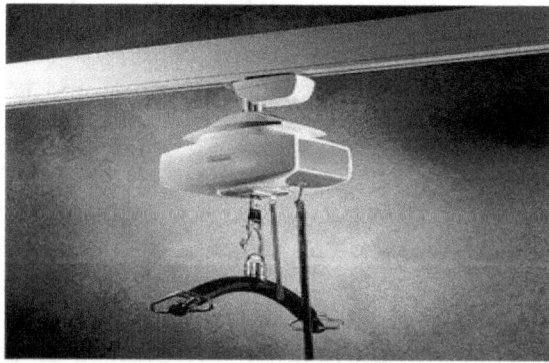

Il solevatore può essere di due tipi: *a soffitto*, costituiti da unità che scorrono su rotaie e che formano una "rete" che interessa tutti gli ambienti destinati ad essere utilizzati dai pazienti dipendenti; *mobile* (polivalente o "a corsetto"), facilmente trasportabile senza ulteriori installazioni fisse.

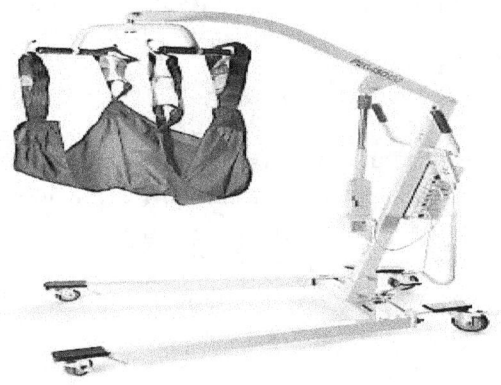

§ 12. LE CONSEGUENZE DI UN LUNGO ALLETTAMENTO
L'attività fisica ed il movimento contribuiscono a migliorare, oltre che il benessere totale della persona, in particolare il corretto funzionamento dell'apparato respiratorio e cardiocircolatorio. Al contrario, la *prolungata inattività* contribuisce, in negativo, al malfunzionamento degli stessi con nocive conseguenze per i polmoni, il cuore, la circolazione del sangue, le ossa, i muscoli, l'intestino e la cute.
Tra le conseguenze più evidenti di un prolungato allettamento, ci sono le cosiddette *lesioni da decubito* che interessano la cute, e in casi gravi, lo strato muscolare e le ossa. Tali lesioni sono il risultato della combinazioni di due diverse specie di fattori: *organici* e *locali*.
Tra i primi ricordiamo l'*età*, che porta ad una fisiologica alterazione dello stato della cute, l'*immobilità*, che accelera le conseguenze ed innalza il rischio, l'*alimentazione*, la *scarsa idratazione* ed *eventuali malattie*, come il diabete.

Tra i secondi, la *pressione esercitata* dal corpo su una determinata zona, lo *sfregamento* dovuto a scivolamento, l'*aumento della temperatura* a livello locale. Più si prolunga l'allettamento, ovviamente più si innalza il rischio di lesioni da decubito.

ATTIVITÀ DI PREVENZIONE

L'attività preventiva si realizza con interventi mirati sui fattori che favoriscono l'insorgenza di lesioni da decubito.

In primo luogo è fondamentale l'attenzione ad un'alimentazione equilibrata e ricca di apporti vitaminici, (in particolare relativi alla vitamina C che deve essere introdotta giornalmente nell'organismo), proteine e sali minerali.

In secondo luogo una *corretta mobilizzazione* riduce al minimo i rischi derivanti da un'eccessiva compressione.

Infine, l'azione di corrette e costanti cure igieniche soprattutto in caso di incontinenza, evita l'insorgenza di lesioni della cute soprattutto nelle zone più a rischio.

Materassi, sovramaterassi, cuscini per carrozzini e letti antidecubito (a cuscini d'aria, fluidizzati, basculanti ecc.) risultano essere validi alleati all'attività dell'Operatore, e dell'ospite, nella prevenzione delle lesioni da decubito.

CAPO OTTAVO

PROCEDURE OPERATIVE PER L'O.S.S

Flora Ricciardi

§ 1. L'ACCOGLIENZA AL PAZIENTE IN STRUTTURA
Una buona accoglienza al paziente o all'ospite che fa il suo ingresso per la prima volta in una struttura ospedaliera o di ricovero, è indispensabile per rendere meno traumatico e più agevole tale momento e per gartantirgli un'adeguata sistemazione ed una *corretta informazione*. L'accoglienza va predisposta su diretta indicazione dell'infermiere e del coordinatore del reparto.

OPERAZIONI PRELIMINARI
Per preparare la stanza in cui l'ospite soggiornerà occorre innanzitutto predisporre alcuni materiali:
-biancheria per preparazione e/o rifacimento letto
-asciugamani
-grafica
-schede infermieristiche
-acqua, bicchieri
- Vaso per eventuale raccolta diuresi
-eventuale pappagallo per uomo

COME SI EFFETTUA
L'Operatore avrà cura di:
-accogliere e accompagnare la persona nella stanza e posto letto assegnati;
-assicurarsi che il letto di degenza sia completo di biancheria, telino cerato e cuscino (ed eventuale coperta nell'armadio).
La parete attrezzata deve possedere un flussometro ad ossigeno correttamente montato, gancio per fleboclisi con camicia (o palo portaflebo);

-illustrargli la propria unità e l'ubicazione del bagno (verificare, nello stesso tempo, il funzionamento del campanello di chiamata e luce notturna, e la giusta collocazione dell'armadietto);

-informare l'ospite dell'orario di visita e di colloquio con il medico, orari dei pasti e di visita dei familiari;

-fornire un bicchiere e l'acqua;

-consegnargli eventualmente una copia della Carta di Accoglienza dell'u.o. (se in uso);

Su indicazione del medico e/o infermiere l'OSS compila la scheda per la dieta, e rileva eventuale peso e temperatura corporea; fornisce eventualmente il vaso per monitorare la diuresi spiegando come raccoglierle, e sempre su indicazione dell'infermiere, predispone l'unità letto con gli ausili terapeutici necessari (es. archetto solleva paziente, trapezio, cinghia, eventuale aspiratore etc.).

§ 2. RILEVAZIONE DEI PARAMETRI VITALI

LA MISURAZIONE DELLA TEMPERATURA CORPOREA

La temperatura corporea è l'espressione della capacità di un organismo vivente di mantenere un equilibrio tra la produzione e la perdita di calore. Quando questa capacità viene a mancare, ecco che si può avere un innalzamento della temperatura (febbre) o un abbassamento della stessa (ipotermia).

Misurare la temperatura corporea di una persona quindi, è un modo, associato ad altri valori, per valutarne lo stato di salute.

La misurazione della temperatura viene effettuata con uno strumento chiamto termometro, prodotto in diverse forme e caratteristiche.. Dal 2004 è vietato l'uso dei vecchi termometri a mercurio, per cui i più usati negli Ospedali e nelle strutture ricettive – case di riposo, sono il termometro timpanico e quelli elettronici; i gradi sono espressi secondo la scala CELSIUS (gradi centigradi). Il termometro timpanico viene utilizzato dall'Operatore con una protezione monouso della sonda, e posizionato nel condotto auricolare del paziente tirando

P. Giaquinto-F. Ricciardi: MANUALE facile dell'OPERATORE SOCIO SANITARIO (O.S.S.)

92

leggermente il lobo indietro e verso l'alto. Da seguire le solite procedure di lavaggio delle mani, informazione al paziente, posizionamento dello stesso in modo adeguato, e dopo aver letto la temperatura, eliminazione della protezione monouso, eventuali altri rifiuti, riposizionamento del paziente, lavaggio mani e comunicazione all'infermiere dei valori rilevati.

RILEVAZIONE DEL PESO E DELL'ALTEZZA

Anche tali operazioni vengono periodicamente effettuate nell'ambito di una generale valutazione dello stato di salute del paziente oltre che per definire il dosaggio esatto di alcune tipologie di farmaci da assumere o per delineare gli stili di vita ed apportarvi le eventuali correzioni.

Entrambe le misurazioni possono essere effettuate con l'ausilio di bilance dotate anche di asta e barra mobile utili per misurare sia il peso che l'altezza; il peso poi puo´ anche essere rilevato grazie alla *bilancia digitale* inclusa in alcuni tipi di sollevatore a sofitto.

La rilevazione dei suddetti valori si effettua sempre al mattino a stomaco vuoto, e facendo in modo che il paziente indossi sempre lo stesso abbigliamento; l'Operatore, espletate le normali operazioni preliminari, avrà cura di invitare il paziente ad urinare prima dell'operazione, a posizionarsi correttamente sulla bilancia, di abbassare l'asta per la valutazione dell'altezza, di annotare i valori riscontrati e a cominicarli all'infermiere.

RILEVAZIONE DELLA PRESSIONE ARTERIOSA

La *pressione arteriosa* è la pressione che il sangue esercita sulle pareti delle arterie di grosso calibro ed è la forza che lo fa scorrere nel sistema circolatorio. La pressione sale e scende seguendo i cicli che il cuore compie in modo ritmico; è massima (pressione *sistolica*) quando il cuore si contrae per spingere il sangue in circolo, è minima (*diastolica*) quando il cuore si rilassa per riempirsi di sangue prima di contrarsi di nuovo.

Esistono *due modi* di misurare la pressione arteriosa:

-un modo diretto, con l'inserimento di appositi cateteri collegati

P. Giaquinto-F. Ricciardi: MANUALE facile dell'OPERATORE SOCIO SANITARIO (O.S.S.)

93

ad un elaboratore elettronico; è usato in sporadici e determinati casi.

-un modo indiretto, utilizzando strumenti in grado di valutare la pressione dall'esterno in modo non cruento.

Tra questi lo strumento più largamente utilizzato è stato lo sfigmanometro a mercurio detto di RIVA-ROCCI dal nome del suo ideatore.

Poiché lo strumento ideato da Riva-Rocci era dotato di una colonna in vetro contenente mercurio e sulla quale era indicata la distanza espressa in millimetri, tradizionalmente l'unità di misura con cui si riportano i valori di pressione arteriosa massima e minima è definita come "millimetri di mercurio" (mmHg).

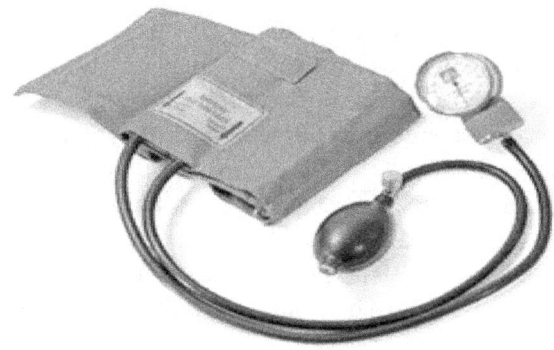

COME SI EFFETTUA

La misurazione viene effettuata applicando il manicotto di gomma al braccio del paziente, tra l'ascella e la piega del gomito. All'altezza di quest'ultima, dove si apprezza la pulsazione dell'arteria del braccio (arteria omerale) si posiziona la campana del fonendoscopio, cioè dello strumento destinato a raccogliere e trasmettere all'orecchio i rumori generati dal passaggio di sangue nell'arteria stessa. Contemporaneamente si palpa il polso dal lato del pollice, per percepire la pulsazione dell'arteria radiale.

Si inizia la misurazione gonfiando il bracciale di gomma con la pompetta ad esso collegata (mentre ciò avviene, il mercurio sale nella colonnina di vetro, segnalando il valore di pressione presente nel bracciale) e arrivando fino al punto in cui la pulsazione dell'arteria del polso scompare ed il fonendoscopio non trasmette più alcun rumore; a questo punto si insuffla ancora un po' di aria nel bracciale, superando di circa 20 mmHg il punto in cui il polso radiale è scomparso. Ora, agendo sulla piccola valvola presente sulla pompetta, si fa uscire molto lentamente l'aria dal bracciale (indicativamente, la colonnina di mercurio deve scendere di circa 2 millimetri al secondo). Quando la pressione dell'aria nel bracciale sarà uguale a quella arteriosa, un po' di sangue riuscirà a passare nell'arteria producendo un rumore: il *primo rumore* udito chiaramente corrisponderà alla PRESSIONE SISTOLICA (che abbiamo visto è detta anche *massima*). Riducendo ulteriormente la pressione i rumori diventeranno inizialmente più intensi, quindi via via più deboli: la completa scomparsa dei rumori corrisponderà alla PRESSIONE DIASTOLICA (ossia la *minima*).

La pressione viene quindi indicata con due valori (ad esempio 120/80): il primo valore indica la pressione sistolica, mentre il secondo quella diastolica.

Durante tutta la misurazione della pressione e fino al completo sgonfiaggio del bracciale, è bene tenere presente alcune semplici raccomandazioni:

Il paziente dovrebbe essere rilassato, seduto comodamente, in ambiente tranquillo, con temperatura confortevole da almeno cinque minuti.

Non si dovrebbe assumere bevande contenenti caffeina nell'ora precedente, né aver fumato da almeno un quarto d'ora.

Il braccio deve essere appoggiato ed il bracciale deve essere all'altezza del cuore. Non importa quale braccio venga usato per la misurazione, ma bisogna ricordare che esistono a volte differenze sensibili nei valori misurati nelle due braccia. In tali casi, si dovrà utilizzare per la misura il braccio con la pressione più elevata. Le dimensioni del bracciale di gomma devono essere adattate alla dimensione del braccio del paziente. Nel caso di bambini o di adulti molto magri, è necessario utilizzare bracciali di dimensioni minori di quelle standard, mentre nel caso di persone molto robuste o di pazienti obesi, il bracciale dovrebbe avere una lunghezza superiore.

Data la tossicità del mercurio, per disposizione di legge sia a livello Italiano che Europeo i manometri a mercurio non sono più disponibili sul mercato per il pubblico.

Possono essere sostituiti dai cosiddetti MANOMETRI IBRIDI, cioè strumenti che hanno un trasduttore elettronico che rileva la pressione dell'aria nel manicotto e la mostra o su una scala analogica (cioè una colonna con un led digitale che simula il mercurio) o su una scala digitale, e cioè mostrando i valori della pressione dell'aria nel bracciale come numeri che scorrono sullo schermo mentre si sgonfia il bracciale stesso. Analogamente a quanto descritto per il manometro a mercurio, la lettura del valori di pressione sistolica e diastolica viene effettuata con lo *stetoscopio*, identificando la comparsa e la scomparsa dei rumori che si ascoltano durante lo sgonfiamento del bracciale (denominati *primo* e *quinto* tono di KOROTKOFF). Esistono anche in commercio apparecchi collegati a manometri aneroidi (quelli con un quadrante tondo ed una lancetta che segna i valori di pressione). Questi apparecchi sono abbastanza precisi, ma richiedono periodiche (almeno annuali) verifiche della taratura dello strumento.

Devono essere effettuate almeno due misurazioni successive e, se la pressione differisce di molto (per convenzione, in misura maggiore di 5 mm Hg) nelle due circostanze, si deve procedere con ulteriori misurazioni fino a che i valori misurati risultino abbastanza stabili.

Sono oggi disponibili anche apparecchi per l'automisurazione domiciliare della pressione arteriosa che consentono una rilevazione automatica o semiautomatica. Dei numerosi modelli in commercio, la maggior parte utilizza un bracciale simile a quello già descritto; si tratta in generale di apparecchi che forniscono una misurazione attendibile, ma non tutti hanno superato il vaglio dei criteri proposti da diverse Società Scientifiche.

§ 3. LA RILEVAZIONE DELLA GLICEMIA

La glicemia (dal greco γλὺκυς = *dolce* e ἁιμα= *sangue*) è il valore della concentrazione di glucosio nel sangue; il glucosio è fondamentale per l'organismo in quanto nutriente essenziale di tutte le cellule che lo prelevano direttamente dal sangue. Fonte principale di rifornimento di glucosio sono gli alimenti ma il corpo umano è dotato di meccanismi che gli permette un approvvigionamento in forma autonoma. L'organismo possiede inoltre un sistema di regolazione intrinseco che gli consente di mantenere costante la glicemia nell'arco della giornata: alcuni ormoni, detti *ipoglicemizzanti*, provvedono ad abbassarla se in eccesso, altri, detti *iperglicemizzanti*, la innalzano se carente. Quando i valori glicemici sono uguali o superiori a 126 mg/dl si ha un sintomo di probabile diabete, come affermato dall'*American Diabetes Association*.

La rilevazione della glicemia si effettua con apposita macchinetta di rilevazione (*stick glicemico*), in cui si inseriscono le strisce reattive compatibili con quel determinato modello (visionare il codice di identificazione)

COME SI EFFETTUA

Dopo aver ricevuto le indicazioni dall'infermiere, l'Operatore verificherà la corrispondenza del codice, ed inserirà la striscia nella macchinetta avendo cura di non toccarla con le dita; poi laverà le mani, indosserà i guanti, ed informerà il paziente su quanto andrà a compiere, invitandolo prima a lavare le mani con acqua calda e detergente poi ad appoggiare una mano su una superficie rigida. Frizionerà quindi un dito con garza o batuffolo di cotone e lo pungerà sulla parte laterale (meno dolorosa) con una *penna pungidito*, eliminando la prima goccia di sangue e prelevando la seconda che inserirà sulla striscia.

L'Operatore poi premerà il cotone con antisettico sulla parte del dito che ha punto, quindi provvederà ad azionare il misuratore ed attenderà il risultato che poi comunicherà all'infermiere e registrerà sull'apposito documento. Condividerà infine il risultato con il paziente, se c'è il parere favorevole dell'equipe.

§ 4. SOMMINISTRAZIONE DI TERAPIA INTRAMUSCOLARE

La terapia intramuscolare (o per via *parentale*) ha come scopo l'introduzione di un farmaco nel muscolo di un paziente a scopo terapeutico, per un assorbimento più veloce (circa 20 minuti) e meno doloroso delle iniezioni sottocutanee per la ricca vascolarizzazione delle fibre muscolari e per la presenza di poche terminazioni nervose. Inoltre la via intramuscolare è preferita alla sottocutanea quando si devono iniettare maggiori volumi di farmaco.

Le iniezioni intramuscolari sono una comoda alternativa quando i pazienti non possono assumere i farmaci per bocca perché hanno patologie che ne alterano l'assorbimento o hanno problemi di deglutizione, oppure quando si devono somministrare farmaci che vengono inattivati dai succhi gastrici o a livello epatico, oppure se si devono somministrare farmaci biologici (vaccini, immunoglobuline); formulazioni *depot*, alcuni antibiotici e alcuni ormoni.

L'iniezione intramuscolare può provocare dolore e non è esente da rischi, pertanto l'Organizzazione mondiale della sanità nel 1998 ha raccomandato che un'iniezione deve essere praticata *solo se necessaria* e ogni iniezione deve essere *sicura*.

Nonostante continuino a essere molto utilizzate in particolare in ospedale, le informazioni che vengono trasmesse su come eseguire un'iniezione intramuscolare spesso non sono aggiornate.

*Le iniezioni intramuscolari non sono di competenza dell'*O.S.S, ma devono essere effettuate dall'infermiere; ritengo comunque utile anche per un Operatore, per meglio coadiuvare l'Infermiere, conoscerne l'esatto procedimento.

Andiamo a vedere quindi il materiale occorrente, come si procede per i pazienti adulti, quali sono le sedi in cui si effettuano, e come. Al capo b) vedremo poi come si effettuano le iniezioni intramuscolari su bambini.

OPERAZIONI PRELIMINARI

L'infermiere avrà cura di preparare il carrello con il materiale occorrente, normalmente: scheda aggiornata di registrazione della terapia, il farmaco prescritto, cotone in batuffoli, soluzione disinfettante, siringa ed aghi monouso e sterili, penna, contenitore per rifiuti, contenitore per taglienti.

Prima di cominciare si avrà cura di lavare le mani nelle modalità del prossimo paragrafo; si identificherà poi la persona assistita chiedendogli il nome, e controllando numero del letto e relativa scheda di terapia; subito dopo lo si informerà di quanto si andrà a fare.

POSIZIONE DEL PAZIENTE

La posizione prona con i piedi ruotati internamente, in modo da ruotare il femore, garantisce un buon rilassamento muscolare.

Se l'iniezione viene fatta in posizione laterale occorre far flettere al paziente le gambe di 20°.

Se l'iniezione viene fatta con il paziente in posizione supina occorre fargli flettere il ginocchio del lato in cui sarà somministrato il farmaco oppure entrambe le ginocchia se non è possibile fletterne una sola. Per le iniezioni a livello del deltoide è consigliata la posizione seduta o in piedi, con il braccio flesso e appoggiato al torace. Le iniezioni in sede ventrogluteale possono essere fatte con il paziente seduto, in piedi, supino o in posizione laterale.

Per una maggiore sicurezza (rischio di cadute, ipotensioni e

P. Giaquinto-F. Ricciardi: MANUALE facile dell'OPERATORE SOCIO SANITARIO (O.S.S.)

99

svenimenti) è preferibile evitare di fare l'iniezione intramuscolare quando il soggetto è in piedi.

Il bambino può essere tenuto in braccio. Per un'iniezione nella sede ventroglutea sul lato di sinistra si deve cingere il bambino con il braccio sinistro, sostenendo la testa e tenendo il braccio esterno mentre quello interno viene tenuto fermo contro il corpo dell'adulto. Con la mano destra si devono tenere ferme le gambe del bambino.

a) INIEZIONE SU PAZIENTE ADULTO

Dopo aver valutato l'effettiva necessità della somministrazione per via intramuscolare, va valutata la *sede* anche in base al volume e al tipo di farmaco.

I testi di infermieristica indicano tradizionalmente 5 sedi per le iniezioni intramuscolari. Queste sono:

-il muscolo *deltoide*;

-il muscolo *retto femorale*;

-il muscolo *vasto femorale* (o vasto laterale);

-il muscolo *ventrogluteale*;

-il muscolo *dorsogluteale*.

Tra queste cinque sedi quelle consigliate sono la ventrogluteale e il deltoide. La scelta dipende:

-dall'età e dallo stato di salute generale del paziente;

-dal tipo e dalla quantità di farmaco da iniettare;

-dallo spessore del tessuto adiposo;

-dall'aspetto e dalle condizioni della sede. Si devono evitare zone con flogosi, cicatrici, lesioni, noduli, edemi, ustioni, ridotta massa muscolare, ipotonia muscolare, posizioni obbligate.

SEDE DEL DELTOIDE

Le iniezioni vanno fatte nella parte più compatta del muscolo deltoide. Il sito è facilmente accessibile in posizione seduta, in piedi o distesa. La sede di iniezione si definisce tracciando una linea immaginaria lunga 2,5-5 cm sotto il limite inferiore del processo dell'acromion della scapola. Per le piccole dimensioni

P. Giaquinto-F. Ricciardi: MANUALE facile dell'OPERATORE SOCIO SANITARIO (O.S.S.)

100

della sede, il numero e il volume delle iniezioni deve essere limitato. Il deltoide è la sede adatta per somministrare piccoli volumi, per esempio i vaccini. Il volume massimo iniettabile è di 1 ml.

Possibili complicanze sono la lesione accidentale del nervo radiale brachiale o ulnare e dell'arteria brachiale. Per questa sede si consiglia un ago lungo 25-38 mm.

SEDE DEL RETTO FEMORALE

Il muscolo retto femorale è localizzato a metà fra la rotula e la cresta iliaca superiore, nella zona medio anteriore della coscia. In questa sede, l'assorbimento dei farmaci è più lento rispetto al deltoide, ma più rapido rispetto al gluteo, e consente quindi di raggiungere più velocemente concentrazioni plasmatiche di farmaco ottimali. Le iniezioni nel muscolo retto femorale si eseguono quando le altre vie sono controindicate, o in caso di autosomministrazione del farmaco perché è un muscolo facilmente accessibile in posizione seduta o supina.

SEDE VASTO LATERALE (O VASTO FEMORALE)

Questo muscolo, come il retto femorale, fa parte del gruppo di muscoli del quadricipite del femore. Il muscolo vasto femorale si trova nel terzo medio della coscia, tra il condilo femorale laterale del ginocchio e il grande trocantere. Uno dei vantaggi di questa sede è la facilità di accesso e soprattutto l'assenza di vasi o strutture nervose. La velocità di assorbimento del farmaco nel muscolo vasto femorale e nel retto femorale è simile.

Per identificare la sede si può far emergere il muscolo immobilizzandolo con la mano non dominante, quindi si inserisce l'ago lungo l'asse della gamba in modo da iniettare il farmaco nel muscolo (tecnica americana) oppure con gli stessi punti di repere si tende la cute tra indice e pollice e si inserisce l'ago a 90°.

SEDE VENTROGLUTEALE

Questa sede comprende sia il medio sia il piccolo gluteo (vedi

P. Giaquinto-F. Ricciardi: MANUALE facile dell'OPERATORE SOCIO SANITARIO (O.S.S.)

101

figura 3), è priva di nervi penetranti e di vasi sanguigni, è lontana dall'osso e lo spessore del tessuto adiposo è inferiore rispetto a quello dell'area dorsogluteale. Lo spessore del tessuto adiposo nella zona ventrogluteale può variare. In uno studio statunitense su 100 iniezioni, lo spessore del tessuto adiposo variava da 12 a 62 mm, pertanto è fondamentale valutare il paziente e scegliere, di conseguenza, l'ago adatto.

Questa sede è facilmente accessibile ed è localizzabile ponendo il palmo della mano sopra il grande trocantere, angolando l'indice verso la spina iliaca antero superiore e il medio verso la cresta iliaca: l'iniezione viene somministrata nel centro dell'area triangolare che si forma. Anche se il sito ventrogluteale è considerato la sede da preferire per le iniezioni intramuscolari, viene poco utilizzata dagli infermieri. La sede va identificata toccando il gluteo con 2 dita. L'iniezione può essere effettuata con il paziente sia in decubito laterale sia in posione seduta. Per questo motivo è utilizzata nei soggetti in carozzina rimuovendo il sostegno laterale. E' considerata però meno sicura della posizione prone in caso di pazienti agitati.

SEDE DORSOGLUTEALE

Questa sede corrisponde al quadrante superiore esterno. L'indicazione di dividere il gluteo in 4 quadranti e somministrare l'iniezione nella parte superiore del quadrante esterno è da considerarsi superata per il rischio di complicanze e viene raccomandata l'identificazione con la palpazione dei punti di *repere*. Si deve tracciare una linea immaginaria tra il grande trocantere e la spina iliaca postero superiore. L'iniezione andrebbe fatta lateralmente e superiormente al punto medio di questa linea. L'uso abituale di questa sede non è raccomandato perché l'assorbimento del farmaco è relativamente lento, lo strato adiposo è spesso e inoltre il nervo sciatico e l'arteria superiore del gluteo sono a pochi centimetri di distanza dal sito di iniezione.

Le lesioni sono la principale complicanza. Il calcolo visivo può non essere sufficiente, è raccomandato palpare la spina iliaca e il trocantere perché se l'iniezione è fatta troppo in basso, può danneggiare altre strutture. Valutando la sede di iniezione con una TC, su 213 adulti, si è visto che il farmaco veniva correttamente depositato nel muscolo in meno del 5% delle femmine e del 15% dei maschi. Lo strato sottocutaneo in quest'area nell'adulto varia da 1 a 9 centimetri, pertanto l'ago deve essere sufficientemente lungo. E' preferibile eseguire l'iniezione col paziente in decubito prono o laterale, con il femore ruotato internamente per far rilassare il gruppo muscolare e quindi ridurre il dolore. Questa è la sede più utilizzata perché facilmente accessibile anche se presenta numerose complicanze e spesso il farmaco non arriva nel muscolo. In genere viene sconsigliata da più autori.

LE SIRINGHE DA ADOPERARE

E' sempre preferibile scegliere la siringa *più piccola possibile*. Per somministrare con precisione volumi inferiori a 0,5 ml si dovrebbero utilizzare siringhe da insulina. La lunghezza dell'ago deve essere sufficiente per raggiungere il muscolo e può variare da persona a persona. In genere l'ago viene inserito ad un angolo di 90° ma in alcuni casi si può inserire a 75°. Per determinare la lunghezza adeguata dell'ago può essere utile valutare l'indice di massa corporea. Per i pazienti di costituzione esile è sufficiente un ago lungo circa 2,5 cm, mentre per i pazienti obesi possono essere necessari aghi fino a 10-15 cm. In generale vengono utilizzati aghi da 3,8 cm negli adulti e da 2,5 cm nei bambini; per la maggior parte delle persone si dovrebbero utilizzare aghi da 21 a 23 G. Il calibro dell'ago deve essere piccolo per ridurre il trauma tessutale ed evitare il reflusso del farmaco nei tessuti. Per le iniezioni acquose il calibro consigliato può variare da 22 a 27 G per quelle oleose da 18 a 25 G.

ASPIRAZIONE DEL FARMACO

L'aspirazione del farmaco da una fiala di vetro o da un flacone con membrana di gomma dovrebbe essere effettuata con aghi con filtro (19 G). Con questi aghi si riduce il rischio di aspirazione di particelle estranee, anche se non sono note le conseguenze della somministrazione di micro particelle di vetro e degli effetti di un'esposizione cronica.

Se non sono disponibili aghi con filtro si dovrebbero usare aghi da 21G o più piccoli. Più piccolo è il calibro dell'ago, minore è la possibilità di aspirare particelle estranee in siringa. L'ago va cambiato per evitare che particelle estranee intrappolate nell'ago vengano trasferite al paziente e per evitare che si irritino i tessuti circostanti a causa dei residui di farmaco presenti sulla parete esterna dell'ago.

Per evitare di aspirare i corpuscoli quando si fora il tappo si deve tenere la parte angolata dell'ago verso l'alto; quando si aspira il farmaco bisogna tenere il flacone in basso e se possibile non si aspirano le ultime gocce.

PREPARAZIONE DELLA CUTE

La disinfezione della cute, con alcol o altri antisettici, è stato argomento di discussione per molti anni. Secondo alcuni studi è importante disinfettare la cute perché l'inoculazione di batteri presenti sulla pelle potrebbe aumentare il rischio di infezione.

Si consiglia di disinfettare la sede di iniezione con un movimento circolare per un'area di 5-8 cm, procedendo dal punto di iniezione verso l'esterno e lasciando asciugare l'antisettco prima dell'iniezione.

E' sconsigliato l'uso di soluzioni antisettiche contenenti iodio (per esempio lo iodopovidone) perché colorano la cute rendendo difficile la rilevazione di reazioni avverse.

La disinfezione riduce la carica batterica, ma non previene le infezioni nella sede dell'iniezione.

Secondo alcuni studi però non è necessario disinfettare la cute perché la contaminazione dei batteri cutanei è insufficiente per causare un'infezione del sito di iniezione; tuttavia le linee guida continuano a *raccomandare la disinfezione della cute.*

VOLUME DEL FARMACO

Non è chiaro quale sia la *quantità massima* di farmaco che può essere somministrata per via intramuscolare in sicurezza. L'unica raccomandazione certa è che negli adulti non si possono somministrare volumi superiori ai 5 ml.

La massima quantità di farmaco da somministrare cambia ovviamente anche in rapporto *all'età* e alla *sede* scelta. Nell'adulto normopeso non si dovrebbero mai superare i 4 ml nella sede ventroglutea e dorsoglutea e i 5 ml nel muscolo retto femorale.

Nel deltoide si può somministrare *fino a 1 ml* di farmaco.

Per quantità superiori ai 5 ml si deve suddividere il farmaco in parti uguali e somministrarlo in zone diverse. Nel bambino *sotto i 2 anni*, la quantità massima di farmaco non dovrebbe superare i 2 ml. La stessa quantità dovrebbe essere somministrata a persone con massa muscolare ipotrofica (anziani, pazienti debilitati, stati di cachessia, malnutrizione, eccetera).

TECNICHE PER RIDURRE IL DOLORE

Per limitare il dolore delle iniezioni intramuscolari è necessario che l'ago sia di piccolo calibro e sia della lunghezza adeguata altrimenti il farmaco si può depositare nel tessuto sottocutaneo.

Alcuni farmaci (per esempio quelli con un pH acido) provocano dolore quando vengono a contatto con i tessuti indipendentemente dalla tecnica di iniezione usata. Per questo nei solventi di alcuni prodotti viene aggiunto un anestetico locale.

Se la parte esterna dell'ago viene a contatto con il farmaco, bisogna pulirlo passando sull'ago una garza sterile asciutta.

Per evitare un trauma tessutale durante l'iniezione l'ago deve essere ben affilato. E' importante utilizzare *2 aghi*: uno per l'aspirazione del farmaco, l'altro per la somministrazione (vedi sopra).

Il muscolo deve essere ben rilassato. E' importante la posizione del paziente ma è opportuno anche cercare di distrarlo per ridurre l'ansia. Può essere utile esercitare una pressione manuale per 10 secondi sul sito di inoculo, o in più punti; questa raccomandazione si basa sulla cosiddetta *teoria del cancello*: la stimolazione delle fibre nervose di grosso diametro, che trasportano gli stimoli tattili, inibisce quello delle cellule T (stimoli dolorosi) nelle corna posteriori del midollo e questo riduce o inibisce la trasmissione del dolore.

Per facilitare l'assorbimento e ridurre il dolore il farmaco deve essere iniettato *lentamente* (un ml ogni 10 secondi). L'ago deve essere inserito con un angolo compreso fra i 70 e i 90°. Con un angolo di 70° c'è una perdita di 0,05 cm di profondità che è considerata accettabile.

TECNICA DI INIEZIONE

Dopo aver inserito l'ago, si deve aspirare per 5-10 secondi per verificare di non essere penetrati in un piccolo vaso a basso flusso *(manovra di Lesser)*.

Se si aspira un po' di sangue è preferibile ritirare l'ago e ripetere la procedura in un altro punto, cambiando l'ago, per ridurre il rischio di contaminazioni e aspirando una nuova dose di farmaco (il sangue infatti potrebbe non essere riassorbito e creare problemi a livello locale.

Una volta iniettato il farmaco, bisogna aspettare 10 secondi prima di ritrarre l'ago. Dopo l'iniezione occorre evitare il massaggio perché può favorire la risalita del farmaco nel tessuto sottocutaneo.

Si deve esercitare invece una pressione con un batuffolo asciutto, sollecitando il paziente a muovere l'arto, in modo da favorire l'assorbimento del farmaco.

Quando si somministra un farmaco per via intramuscolare è importante riportare dose, data, ora, sede di somministrazione e anche degli effetti e di eventuali reazioni avverse.

In passato prima di iniettare il farmaco veniva aspirata una piccola quantità d'aria (0,1-0,3 ml) nella siringa ove si veniva a formare una bolla d'aria che riduceva lo spazio morto, permettendo così di espellere tutto il farmaco. Questa tecnica, nota come *tecnica della bolla d'aria*, è oggi sconsigliata perchè rischiosa: Le siringhe moderne, infatti, sono perfettamente calibrate per somministrare esattamente la dose aspirata nela siringa, prevedendo il residuo di farmaco nella siringa e nell'ago. L'uso della bolla d'aria può essere pericoloso soprattutto quando si devono somministrare piccole dosi, in quanto può causare l'inoculazione di dose doppia rispetto a quella prescritta gli autori suggeriscono di non utilizzare la tecnica della bolla d'aria.

In letteratura sono descritti 2 *metodi* per l'esecuzione delle iniezioni intramuscolari, *metodo standard* e *tecnica del tratto* a Z. Quest'ultima, inizialmente raccomandata per l'iniezione di farmaci irritanti, è oggi la tecnica raccomandata per tutte le intramuscolari.

Il metodo standard consiste nello stendere la cute della sede d'iniezione tra le dita della mano non dominante e nell'inserimento dell'ago con movimento rapido (tecnica *del dardo*) con un'angolatura di 90°. Questa tecnica non viene più raccomandata perché sembra aumentare il rischio difuoriuscita del farmaco nel tessuto sottocutaneo.

Circa invece la tecnica del tratto a Z, vediamo come si effettua: con le dita della mano non dominante si deve tendere la cute di 3-4 cm da un lato o verso il basso rispetto alla sede di iniezione e poi si inserisce l'ago con un'angolatura di 90° .La cute viene poi rilasciata, e torna nella sua posizione iniziale.

Questa tecnica fa sì che il farmaco rimanga intrappolato nel muscolo in quanto il percorso non lineare ne impedisce la risalita. Bloccando il farmaco nel muscolo si riduce pertanto il dolore e il rischio di comp licanze. La tecnica del tratto a Z può essere usata in qualsiasi gruppo muscolare, a condizione però che il tessuto sovrastante possa essere spostato di almeno 2,5 cm.

CONTROLLO DELLE COMPLICANZE

Entro 2-4 ore dall'iniezione si possono verificare effetti locali. Le principali complicanze sono *dolore, contratture muscolari, paralisi, lesione di nervi periferici, irritazione locale,* infezione, neuropatia, sanguinamento, noduli persistenti, punture arteriose (che però si dovrebbero riconoscere subito con la manovra di lesser), danno permanente del nervo sciatico, fibrosi, ascesso, necrosi del tessuto, gangrena.

Il dolore è la complicanza più frequente delle iniezioni fatte nel deltoide. Nei pazienti con atrofia muscolare le complicanze più importanti delle iniezioni nel deltoide sono invece la *puntura accidentale del nervo e dell'arteria radiale* o dei processi ossei.

Tra le complicanze più frequente delle iniezioni nel muscolo dorsogluteale è la *lesione del nervo sciatico*.

L'iniezione fatta sul muscolo ventrogluteale non è in genere associata a complicanze, mentre le iniezioni nel retto femorale nell'adulto sono dolorose e poco gradite al paziente.

Per prevenire le complicanze è importante la scelta della sede ventroglutea, dell'ago e del volume del farmaco da iniettare. Non ci sono molte indicazioni in letteratura su che cosa fare in caso di complicanze.

b) INIEZIONI INTRAMUSCOLARI NEI BAMBINI

Tradizionalmente le iniezioni intramuscolari in ambito pediatrico sono effettuate nel *muscolo vasto laterale* o *rettofemorale*. Alcuni autori però sostengono che il muscolo ventrogluteale è la sede da preferire nei bambini con più di 2 anni. L'American Academy of Pediatrics (AAP) ha raccomandato di utilizzare il muscolo vasto laterale per le iniezioni intramuscolari per i neonati e nei lattanti fino a 7 mesi, mentre ha *sconsigliato* il sito dorsogluteale per le vaccinazioni.

Il muscolo ventrogluteale può essere usato anche nei lattanti al di sotto dei 7 mesi, ma si raccomanda di preferire il muscolo vasto laterale. Le prove relative alla facile accessibilità della sede ventrogluteale in posizione supina, prona o nel decubito laterale, e la facile identificazione dei punti di repere con la palpazione, portano a ritenere che questa sede sia quella più sicura per la maggior parte delle iniezioni intramuscolari negli adulti e nei bambini con più di 7 mesi.

§ 5. LE ALTRE PROCEDURE PER L'OPERATORE

APPLICAZIONE IMPACCO CALDO-UMIDO
L'applicazione ha come obiettivo il favorire la vasodilatazione e la circolazione periferica. E' consigliato, su indicazione dell' Infermiere per contrastare i processi tromboflebitici agli arti, e per favorire il riassorbimento di ematomi o stravaso di farmaci irritanti (cd. *flebite chimica*).

OPERAZIONI PRELIMINARI
Per procedere all'applicazione occorre preparare innanazitutto il seguente materiale:
-teli di varie misure o cotone;
-materiale impermeabile per isolare l'impacco (tela cerata, plastica...);
-bende per fissare l'impacco se occorre;
-contenitore con acqua alla temperatura di 43-46°C, o secondo prescrizione;
-termometro da bagno;
-catino;
-asciugamano da bagno;
-borsa di acqua calda.

COME SI EFFETTUA
-lavarsi le mani;
-informare il paziente e spiegargli il procedimento;
-versare l'acqua nel catino;
-controllare la temperatura;
-immergervi un telo o il cotone finchè sia completamente intriso d'acqua;
-strizzarlo in modo da eliminare l'eccesso d'acqua;
-applicare una piccola parte del telo sulla zona per valutare la sensibilità del soggetto;
-continuare a stendere il telo o il cotone su tutta la zona se il calore è ben tollerato;

-coprire l'impacco umido con un telo asciutto;
-ricoprire il tutto con il materiale impermeabile
-fissare l'impacco con un giro di benda o cerotto e posizionare una borsa di acqua calda;
-annotare l'orario;
-cambiare l'impacco caldo-umido ogni 2 ore rinnovando la borsa di acqua calda;
-mantenere la zona interessata al trattamento in posizione corretta per tutta la durata della cura (solitamente in scarico);
-asciugare delicatamente al termine, tamponando la zona;
-riordinare il materiale usato;
-lavarsi le mani;
-annotare la durata del trattamento.

E' estremamente importante fare la massima attenzione al pericolo di ustioni (i pazienti non coscienti o con patologie vascolari riducono la sensibilità cutanea e non avvertono la sensazione dolor dovuta al calore eccessivo), controllare frequentemente il paziente, e non lasciare in sito un impacco raffreddato.

L'ASSISTENZA ALLA PERSONA CHE VOMITA

In caso di ospite o paziente che vomita, è molto importante la presenza dell' Operatore ove possibile, al fine di assicurare l'igiene ed il comfort del paziente, evitare che lo stesso inali il vomito, ed individuare e/o sorvegliare le condizioni cliniche del paziente, soprattuttoin caso di pazienti non autosufficienti, ed in particolare in stato di incoscienza.

Inoltre l' Operatore collabora con l'Infermiere durante l'assistenza e la rilevazione delle *caratteristiche* del vomito.

OPERAZIONI PRELIMINARI

Prima di intervenire l'Operatore avrà cura di preparare:
- guanti monouso;
- teli e cambio biancheria;
- bacinella;
- cambio vestiario del paziente;

P. Giaquinto-F. Ricciardi: MANUALE facile dell'OPERATORE SOCIO SANITARIO (O.S.S.)

110

- materiale per l'igiene del cavo orale.

COME SI EFFETTUA
a) con il paziente *vigile*:
-provvedere immediatamente a procurare teli o bacinella per proteggere la persona ed il letto;
-indossare guanti;
-posizionare il paziente seduto; se non è possibile, su un fianco;
-invitare il paziente a stare tranquillo e a fare respiri profondi;
-aiutare il paziente nell'igiene personale e al cambio biancheria se necessario;
-cambiare biancheria del letto se sporca;
-controllare quantità e aspetto del vomito;
-lavarsi le mani e riordinare l'unità del paziente;
-arieggiare la stanza.

b) con il paziente *non cosciente*
-indossare guanti;
-sollevare al testa del paziente e girarla di lato per evitare che il vomito occluda le vie respiratorie;
-porre un telo per proteggere la persona e il letto;
-predisporre il materiale per eventuale aspirazione del liquido dalla bocca;
-provvedere al cambio biancheria e all'igiene della persona;
-riposizionare il paziente in decubito laterale salvo controindicazioni e mettere un telo di protezione sotto il viso, nel caso so pensi che l'episodio possa riverificarsi;
-controllare quantità e aspetto del vomito.

INFORMAZIONI DA TRASMETTERE ALL'INFERMIERE
-quantità e aspetto del vomito (fondi di caffè, vomito nero, vomito costituito da sangue digerito, vomito rosso vivo, vomito giallastro o verdastro, cibo non digerito privo di odore, odore aspro, liquido contenente muco o pus).
L'Operatore avrà cura poi di comunicare all'infermiere *come* è

avvenuta l'espulsione del vomito, specificando se preceduto da nausea, a getto, conati di vomito con solo emissione di gas, o vomito gravidico che insorge specialmente nella prime ore del mattino. Riferirà infine sulle condizioni del paziente subito dopo l'evento.

FISSAGGIO DEL PUNTO DI INSERIMENTO DEL SONDINO NASO GASTRICO
E' molto importante il corretto fissaggio ed il continuo monitoraggio del punto di inserimento del sondino naso-gastrico al fine di evitare l'insorgenza di lesioni da decubito, e di evitare la distorta allocazione dello stesso SNG.

La medicazione va rinnovata ogni qualvolta si presenti bagnata, umida, o parzialmente staccata, in qualsiasi caso va *cambiata ogni 2 giorni*.

Dopo aver lavato le mani ed indossato i guanti, l'Operatore preparerà:

-Cerotti ipoallergenici;
-Garze sterili;
-Etere;
-Soluzione fisiologica.

COME SI EFFETTUA
-spiegare la procedura al paziente;
-rimuovere il cerotto di fissaggio;
-sgrassare se necessario con garze leggermente imbevute di etere la superficie cutanea interessata;
-pulire le narici con garze imbevute di soluzione fisiologica;
-ispezionare le narici;
-fissare la sonda con cerotto ipoallergenico;
-controllare giornalmente il fissaggio e sostituirlo secondo necessità;
-smaltire e riordinare il materiale utilizzato.

Sarà in ogni caso importante importante mantenere un'adeguata igiene del cavo orale.

L'Operatore assicura solo la predispozione del materiale, garantendo che tutto il materiale necessario alla somministrazione dell'ossigeno terapia sia completo e funzionante; il resto della prestazione è di responsabilità infermieristica, in quanto l'ossigeno è un *farmaco* per via inalatoria.

OPERAZIONI PRELIMINARI

Verificato che nella camera ci sia una presa per l'ossigeno, l'Operatore avrà cura di preparare:
-un flussometro;
-acqua bidistillata;
-un tubo di raccordo tra il flussometro e la sonda nasale, maschera od occhialini.

COME SI EFFETTUA
-informare il paziente;
-lavarsi le mani;
-riempire il flussometro fino al segno "*max*" con acqua bidistillata (l'acqua di rubinetto rovina l'attrezzatura);
-inserire il tubo di collegamento;
-applicare la mascherina o gli occhialini al paziente;
-aprire la valvola dell'erogatore solo *su specifica indicazione infermieristica* e seguendo le indicazioni tassative sulla quantità da erogare (l/min O2).
Sarà importante riferire all'Infermiere eventuali segni o sintomi di benefico per il paziente (scomparsa dell'angoscia, viso colorato, ritmo respiratorio normale...), ed ogni malfunzionamento del flussometro.

SUPPORTO ALL'INFERMIERE DURANTE LA MANOVRA DI ASPIRAZIONE

L'Operatore collabora con l'Infermiere durante tale manovra e prepara il materiale occorrente, garantendo che sia completo e funzionante.

La prestazione di aspirazione è di *competenza infermieristica*.

Dopo il lavaggio delle mani e indossando guanti sterili monouso, l'Operatore avrà cura di preparare:
-cateteri monouso in silicone n.14/16 o altra misura su indicazione dell'infermiere;
-apparecchio elettrico per aspirazione o set per aspirazione a muro da collegare all'unità del paziente;
-tubi di connessione, raccordi a "T";
-garze;
-spray o crema lubrificante;
-abbassalingua;
-soluzione sterile per pulizia;

COME SI EFFETTUA
Dopo aver informato il paziente l'Operatore:
-aiuta l'infermiere a posizionare il paziente prima della manovra;
-collabora con l'infermiere seguendo le sue indicazioni;
-al termine della manovra provvede all'igiene del paziente se necessario;
-controlla la quantità e l'aspetto del materiale aspirato;
-provvede al riordino e al ripristino del materiale usato;
-provvede allo smaltimento del materiale aspirato nei rifiuti patologici;
-riordina la stanza e posiziona il paziente

COLLABORAZIONE NELLE MEDICAZIONI
L'Operatore collabora con l'Infermiere nell'effettuazione delle normali medicazioni, con una attività di preparazione del materiale e del paziente, quando le condizioni del paziente rendano impossibile per l'Infermiere intervenire da solo.
Dopo aver lavato le mani, ed indossati come sempre i guanti monouso, l'Operatore quindi avrà cura di preparare il carrello con il materiale necessario per la medicazione, seguendo le indicazioni infermieristiche.

OPERAZIONI PRELIMINARI

L'Operatore, in ausilio all'Infermiere, sarà incaricato di:
-informare la persona;
-predisporre l'ambiente;
-a seconda della posizione della medicazione eseguire le cure igieniche necessarie;
-posizionare confortevolmente la persona nel letto mettendo una spondina o una protezione se necessaria;
-togliere i vestiti che intralciano la medicazione;
- rassicurare la persona;
-dopo l'esecuzione della medicazione, riordinare l'unità ed avvicinare il sistema di chiamata;
-aiutare l'infermiere a riordinare e disinfettare il materiale utilizzato.

Farà poi particolare attenzione a:
-mantenere l'asepsi, non toccando il materiale sterile con le mani, non passare con il braccio sopra il materiale sterile aperto.

ESECUZIONE DI MEDICAZIONI SEMPLICI

La medicazione di lesioni cutanee da parte dell'OSS avviene su stretta indicazione infermieristica, che indicherà i presidi da usare e la corretta allocazione.

Sono da considerare medicazioni semplici, le medicazioni *a piatto*, le lesioni da pressione di primo e secondo grado, le lesioni cutanee superficiali (escoriazioni, abrasioni), le flebiti venose post iniezioni endovenose, le alterazioni cutanee su cute integra (micosi, eritemi)

La medicazione va rinnovata ogni qualvolta si presenti bagnata o umida, perché in tali condizioni non è più barriera contro i microrganismi.

OPERAZIONI PRELIMINARI

Prima di procedere all'esecuzione della medicazione, l'Operatore verifica che sul carrello sia presente tutto il materiale necessario:
-guanti;

P. Giaquinto-F. Ricciardi: MANUALE facile dell'OPERATORE SOCIO SANITARIO (O.S.S.)

115

-reniforme;
-garze e batuffoli di cotone sterili, bende, garze non sterili;
-disinfettante (la scelta del disinfettante da usare è fatta dall'infermiere; alcuni pazienti possono essere allergici allo iodio);
-materiale per lesioni da pressione secondo indicazioni delle Linee Guida aziendali;
-prodotto topico prescritto (es. pomata di eparinoide).

COME SI EFFETTUA
-informare il paziente;
-effettuare il lavaggio *antisettico* delle mani ed indossare i guanti monouso;
-rimuovere cerotti e garze in modo non traumatico (bagnando la parte adesiva della medicazione con soluzione fisiologica, staccare il cerotto dalla cute accompagnando il distacco della medicazione dalla cute e *non strappare mai* il cerotto onde evitare ulteriori lesioni cutanee);
-sostituire i guanti, indossare i guanti sterili;
-osservare la ferita e la cute circostante chiedendo eventualmente la valutazione dell'infermiere;
-proseguire con la disinfezione della ferita, detergendo con tampone imbevuto di antisettico partendo sempre dall'interno e dirigendosi verso l'esterno, *solamente per un passaggio,* per poi sostituire il tampone;
-coprire la ferita con garze e tamponi sterili e fissare con cerotti e bende (idonei al tipo di cute del paziente);
-in caso di utilizzo di pomate topiche, provvedere ad applicarne un leggero strato sulla parte interessata (con o senza massaggio a seconda della indicazione infermieristica). Successivamente posizionare eventuale retina di fissaggio sopra le bende;
-togliere i guanti, smaltire il materiale, lavarsi le mani;
-registrare nella scheda l'avvenuta medicazione e riferire all'infermiere (sede della lesione, aspetto, modalità e frequenza); riposizionare il paziente;

-riordinare il materiale.
Sarà cura dell'Operatore poi riferire all'Infermiere:
-l'effettuazione della prestazione;
-lo stato della cute.

AUSILIO ALL'INFERMIERE NELL'ESECUZIONE DELLA PARACENTESI
L'Operatore collabora con l'Infermiere nell'esecuzione della paracentesi, al fine di garantire il benessere fisico della persona attraverso l'eliminazione del liquido ascitico dalla cavità addominale.
Il ruolo dell'OSS in azione è quella di preparare e riordinare il materiale e di coadiuvare l'infermiere nell'esecuzione della manovra, da effettuarsi su prescrizione e controllo medico.

OPERAZIONI PRELIMINARI
L'Operatore avrà cura di verificare se il carrello delle medicazioni risulta provvisto di:
-set paracentesi
-aghi;
-siringhe;
-garze;
-cerotti;
-anestetico locale spray e lidocaina;
-guanti sterili e non;
-vasi per raccolta del liquido ascitico;
-cuscino;
-telini sterili e non;
-lenzuola e cerata.
Si accerterà poi della disponibilità dell'ecografo (se disponibile in reparto).

COME SI EFFETTUA
-informare e tranquillizzare la persona della manovra invasiva che verrà eseguita dal medico;
-preparare il letto con utilizzo di una cerata e un lenzuolo;
-posizionare la persona sul bordo del letto sul fianco sinistro

supportato da un cuscino;

-sorvegliare la qualità e la quantità del liquido raccolto e sostituire il contenitore;

-segnalare all'infermiere eventuali dolori addominali, collasso vascolare della persona e la quantità e la qualità del liquido ascetico drenato;

-accertarsi che il paziente sia in posizione confortevole;

-riordinare e ripristinare i presidi utilizzati.

DECONTAMINAZIONE DI MATERIALE DA INVIARE ALLA STERILIZZAZIONE

L'Operatore sa effettuare la decontaminazione e la pulizia degli strumenti metallici e/o in plastica riutilizzabili da inviare alla sterilizzazione.

OPERAZIONI PRELIMINARI

L'Operatore, prima di cominciare le operazioni, avrà cura di preparare il seguente materiale:

-decontaminante per ferri chirurgici (ad esempio l' ACTIZYME ® [2004] o altri prodotti stabiliti dalla farmacia);

-disinfettante

-guanti non sterili

-contenitori forniti dalla ditta adibita alla sterilizzazione per l'invio del materiale

Si tenga presente che per alcuni presidi esistono *diverse tecniche di sterilizzazione* a seconda del materiale di cui sono composti, quindi è sempre necessario informarsi dall'Infermiere su quali siano le procedure di decontaminazione in uso e quali le corrette modalità di invio alla sterilizzazione.

Per inviare il contenitore occorre riporlo presso il punto smistamento dell'unità operativa (attualmente entro entro le ore tredici), con annesso il modulo di invio materiale alla ditta, debitamente compilato. Verrà riconsegnato nel tardo pomeriggio o la mattina seguente.

P. Giaquinto-F. Ricciardi: MANUALE facile dell'OPERATORE SOCIO SANITARIO (O.S.S.)

118

-immergere gli strumenti in soluzione disinfettante per la *durata minima* di dieci minuti;
-procedere quindi ad un accurata pulizia dei strumenti usati con l'utilizzo di un prodotto decontaminante;
-sciacquare con abbondante acqua corrente e procedere nella preparazione del contenitore versando 40 ml per litro d'acqua di *clorexide s* ed immergere gli strumenti;
-chiudere il contenitore ermeticamente
-compilare l'apposita modulo di invio (*scheda ottica*)
-portare il contenitore con l'apposito modulo nel punto destinato allo smistamento.

L'Operatore poi informa l'Infermiere della eventuale presenza di materiale rotto e/o alterato da sostituire.

Al momento dell'arrivo del materiale sterilizzato è necessario verificare la presenza dell'effettivo numero di strumentazione precedentemente inviato. Nel caso dovesse mancare del materiale chiamare la centrale di sterilizzazione (che risponde al Numero Unico Nazionale 8277) comunicando il *codice* del contenitore.

Per approfondimenti sulla decontaminazione, e sulla differenza tra questa, la disinfezione e la sterilizzazione, si rimanda all'ultimo capitolo della presente opera.

COLLABORAZIONE NELLA CATETERIZZAZIONE VESCICALE DEL PAZIENTE
E' un'altra delle attività che l'Operatore espleta supportando l'infermiere, collaborando con esso durante l'esecuzione e riordinando il materiale usato.

OPERAZIONI PRELIMINARI
L'Operatore avrà cura di verificare se il carrello delle medicazioni è provvisto di:
-guanti sterili e non;
-occorrente per l'igiene;
-disinfettante (iodoforo, clorexidina);
-garze sterili;

-siringa da 10 e 20 ml senza ago;
-soluzione fisiologica;
-lubrificante anestetico locale sterile, in confezione integra (ad esempio crema Luan ® [2004]);
-cateteri vescicali di varie misure in silicone e/o lattice;
-sacchetti diuresi;
-supporto reggi sacchetto diuresi

COME SI EFFETTUA
-informare la persona della manovra che stiamo per fare
-posizionare la persona supina con gambe divaricate e flesse
-eseguire l'igiene intima
-eseguire, *su indicazioni dell'infermiere*, la disinfezione del meato urinario esterno: dall'alto verso il basso per la donna, con ripetuti passaggi, ed avendo cura di cambiare ogni volta le garze con il disinfettante; per l'uomo abbassando il prepuzio, scoprendo il glande e disinfettando dall'interno verso l'esterno più volte;
-terminata la disinfezione, passare il catetere con il calibro precedentemente indicato e già collegato al sacchetto per raccolta diuresi all'Infermiere, che procede all'inserimento dello stesso;
-inserire la siringa precedentemente preparata con fisiologica 10cc nell'apposita via gonfiando il palloncino d' ancoraggio;
-riposizionare l'utente e porre il sacchetto di raccolta diuresi nell'apposito supporto al bordo letto;
-riordinare infine i presidi usati.

IL LAVAGGIO "SOCIALE" DELLE MANI
L'uso dei guanti non sostituisce il lavaggio delle mani. I guanti contaminati utilizzati dall'operatore possono infatti diventare un importante e spesso trascurato veicolo di diffusione dei microrganismi nell'ambiente. Il lavaggio delle mani rappresenta perciò da solo il mezzo più importante ed efficace per prevenire la trasmissione delle infezioni, servendo ad allontanare fisicamente lo sporco e la maggior parte della flora transitoria della cute.

Il lavaggio *sociale* delle mani va perciò effettuato ad inizio e fine turno, prima e dopo la distribuzione degli alimenti, prima e dopo l'uso dei servizi igienici, prima e dopo il rifacimento dei letti, dopo ogni contatto con i pazienti, prima e dopo l'uso dei guanti, prima e dopo la somministrazione di terapie, e ogni qual volta le mani appaiano *visibilmente sporche*.

COME SI EFFETTUA

Bagnare ed insaponare le mani con sapone liquido; Strofinare accuratamente facendo particolare attenzione agli spazi ungueali e interdigitali, per 15-30 sec.; Risciacquare abbondantemente con acqua corrente; Asciugare bene con salviette monouso, o con carta o con asciugamano monodipendente; Utilizzare l'ultima salvietta per chiudere eventualmente il rubinetto.

LA FRIZIONE ALCOLICA DELLE MANI

La frizione alcolica delle mani (con una preparazione idroalcolica al 60-80% di alcool, ha come obiettivo l'eliminazione della flora transitoria e la riduzione della carica microbica residente delle mani.

COME SI EFFETTUA

Si effettua se le mani *non sono visibilmente sporche*, prima e dopo il contatto con il paziente , dopo la rimozione dei guanti non sterili, prima di manipolare un dispositivo invasivo per l'assistenza al paziente, dopo il contatto con fluidi e secrezioni corporee, membrane e mucose, cute non integra o medicazione delle ferite, dopo il contatto con oggetti posti nelle immediate vicinanze del paziente. La frizione con soluzione alcoolica deve durare 20-30 secondi fino a completa asciugatura.

IL LAVAGGIO ANTISETTICO DELLE MANI

Si effettua in alternativa alla frizione con acqua e detergenti che contengono un agente antisettico; i detergenti antisettici più utilizzati sono il triclosan, lo iodofori e la clorexidina gluconato.

IL LAVAGGIO CHIRURGICO DELLE MANI

Si effettua prima delle procedure chirurgiche e ha lo scopo di eliminare la flora batterica transitoria e ridurre in maniera consistente la flora batterica residente delle mani e degli avambracci.

Consiste nel lavaggio tradizionale delle mani secondo una procedura stabilita e da effettuarsi da parte di tutti i membri dell'equipe chirurgica. Deve durare almeno 5 minuti, e prima del lavaggio bisogna togliere eventuali gioielli ed orologi. E' opportuno che le unghia dell'operatore sanitario siano corte ed arrotondate e che gli avambracci siano liberi da indumenti.

COME SI INDOSSANO I GUANTI STERILI

Prima di indossarli occorre procedere a lavare le mani secondo le regole del lavaggio chirurgico (v. sopra) in quanto indossare i guanti sterili è un modo per proteggere l'ammalato dalle infezioni provocate dai microbi in quanto può essere causa di infezioni che si possono trovare sulle mani dell'operatore (rischio *biologico*) ed inoltre i guanti difendono l'operatore dal pericolo di contagio.

Quali precauzioni per indossare i guanti?

-evitare l'eccessivo stiramento tirandoli alla base delle dita per calzarli;

-cercare di verificare che non siano troppo stretti o larghi;

-sostituire i guanti tra una procedura e l'altra in particolar modo se rimangono a contatto con sangue o altro secreto per lungo tempo ed in caso di contatto con sostanze chimiche che possono danneggiarli, tra un paziente e l'altro, quando presentano lacerazioni o fori, quando c'è eccessiva sudorazione da parte dell'operatore, dopo ogni procedura che sappiamo è contaminata.

COME SI EFFETTUA

-lavarsi accuratamente le mani

-aprire l'involucro in cui sono contenuti i guanti sterili

-porre la base interna sul piano di lavoro, aprendo la confezione

P. Giaquinto-F. Ricciardi: MANUALE facile dell'OPERATORE SOCIO SANITARIO (O.S.S.)

122

appariranno 2 tasche dove sono inseriti i guanti e si tira la linguetta posta su ciascun lato interno della busta e si apre. Si afferra il 1° guanto per il risvolto, si solleva con il pollice e l'indice cercando di toccarlo il meno possibile, poi si pone l'altra mano in posizione per ricevere il guanto

-tirare il guanto sulla mano toccando sempre sul risvolto

-lasciare il risvolto come si trova aspettando di sistemarlo quando avrò indossato anche l'altro.

RIMOZIONE

Si va a rimuovere un guanto partendo dal polsino e tenendolo nella mano rimasta inguantata; con la mano libera rimuovere il 2° guanto prendendolo dall'interno, infilare il 1° dentro il 2°. Dopo l'uso smaltire i guanti nei rifiuti pericolosi, non lavarli, non riutilizzarli e di nuovo lavarsi le mani.

Per quanto riguarda l'uso della mascherina, anch'essa serve a proteggere l'operatore e il paziente dall'esposizione a patogeni che possono essere trasmessi per via aerea.

USO CORRETTO DELLA MASCHERINA

Deve essere posizionata sul volto in modo da coprire bocca e naso, i legacci superiori dietro la testa e quelli inferiori dietro la nuca: una volta indossata non deve mai essere abbassata, manipolata solo tramite i lacci, rimossa slacciandola senza toccare la parte anteriore e dopo gettata nei rifiuti speciali; eseguire sempre, dopo la rimozione dei guanti, un accurato lavaggio delle mani, nelle modalita´ del lavaggio "sociale".

P. Giaquinto-F. Ricciardi: MANUALE facile dell'OPERATORE SOCIO SANITARIO (O.S.S.)

123

CAPO NONO

L'ALIMENTAZIONE
Flora Ricciardi

§ 1. FATTORI CHE INFLUENZANO LO STILE ALIMENTARE

Tra i bisogni primari dell'individuo sicuramente c'è quello di *nutrirsi*. Lo stile alimentare di ciascun individuo è il risultato dell'influenza di numerosi fattori, sia ambientali che culturali, socio-economici e religiosi. Tali influenze spesso si ripercuotono negativamente formando condizioni di vita che portano ad assumere un'alimentazione non sempre appropriata.

In generale però gli alimenti che introduciamo nel nostro organismo sono importamti in quanto forniscono il combustibile per la produzione di energia, ed i principi nutritivi indispensabili per la crescita, il mantenimento ed il rinnovo dei tessuti dell'organismo; pertanto un'alimentazione equilibrata è quella in grado di fornire, nelle giuste proporzioni, tutte le sostanze di cui l'organismo necessita.

§ 2. GLI ALIMENTI E I PRINCIPI NUTRITIVI

Si suole distinguere gli alimenti in *sette* gruppi:

GRUPPO 1, che comprende carne, pesce ed uova alimenti contenenti per lo più proteine ad elevato valore biologico, ferro, vitamine A, D, K, quelle del gruppo B, B1, B12 e PP; minerali come lo iodio, il selenio e lo zinco.

GRUPPO 2, che comprende il latte ed i suoi derivati, alimenti contenenti proteine ad alto valore biologico, calcio, fosforo, vitamine A, D e del gruppo B, lipidi.

GRUPPO 3, che comprende cereali e i suoi derivati (pane, pasta biscotti, riso) alimenti contenenti glucidi, vitamine del gruppo B e B1, e ad alto valore energetico.

GRUPPO 4, che comprende tutti i tipi di legumi (fagioli, ceci, fave, soia lenticchie e piselli) alimenti ricchi ferro, glucidi fibre e

P. Giaquinto-F. Ricciardi: MANUALE facile dell'OPERATORE SOCIO SANITARIO (O.S.S.)

125

vitamine del gruppo B e B1.

GRUPPO 5, che comprende gli oli ed i grassi (lardo, strutto, burro, panna, olio di oliva e semi, margarina) alimenti che contengono lipidi e vitamine A ed E.

GRUPPO 6, che comprende ortaggi e frutta di colore giallo, arancio e verde scuro, alimenti ricchi di vitamine A , fibre e minerali.

GRUPPO 7, che comprende frutta acidula (agrumi, kiwi, frutti di bosco ecc..) e verdura a gemma (broccoli, rape, radicchi) alimenti ricchi di vitamina C, A, fibre e minerali quali il potassio.

Ognuno di questi gruppi di alimenti svolge sull'organismo una funzione che può essere energetica, protettiva o regolatrice. Bibite alcoliche e dolci, pur effettuando un'efficace azione energetica, devono però sempre essere assunti con moderazione, altrimenti i danni all'organismo sarebbero di gran lunga superiori ai benefici.

Le sostanze contenute in ogni alimento prendono il nome di *nutrienti* o *principi nutritivi*. Tra questi ricordiamo le **proteine** (formate da una catena di elementi più piccoli detti amminoacidi, che l'organismo provvede a sintetizzare, e che sono distinti in *essenziali* e *non essenziali*). Le proteine svolgono essenzialmente una funzione plastica (cioè riparatrice dei tessuti) e regolatrice del flusso ormonale, oltre che energetica grazie agli amminoacidi in eccesso; i *glucidi* o carboidrati, con funzione fondamentalmente energetica; i *lipidi* o grassi, anch'essi con funzione prevalentemente energetica (immagazzinati nel tessuto adiposo, la "ciccia" per intenderci, vengono poi utilizzati per produrre energia all'occorrenza); le *vitamine*, indispensabili alla crescita ed al regolare funzionamento dell'organismo. Si distinguono in *liposolubili* (si sciolgono nel grasso) e *idrosolubili* (si sciolgono in acqua); i *sali minerali* indispensabili per la crescita e le funzioni vitali; l'*acqua*, ossia la componete fondamentale di tutti gli organismi viventi (il corpo di un adulto è composto quasi al 70 per cento di acqua). Una corretta e costante assunzione di acqua e liquidi, specie nell'anziano, è fondamentale per l'equilibrio delle funzioni vitali (idratazione, termoregolazione, eliminazione di

P. Giaquinto-F. Ricciardi: MANUALE facile dell'OPERATORE SOCIO SANITARIO (O.S.S.)

126

scorie).

Ogni persona dunque necessita di assumere quotidianamente ciascuno di questi elementi, per produrre l'energia di cui il suo corpo ha bisogno per funzionare correttamente. La quantità di energia da assumere rappresenta il fabbisogno energetico dell'individuo, variabile secondo diversi fattori quali l'età, il sesso, la massa corporea, il dedicarsi o meno ad attività fisica, il tipo di lavoro o la malattia. Rispettare il *fabbisogno energetico* (variabile da individuo a individuo) vorrà quindi dire assicurare all'organismo, la quantità energetica adeguata, nè carente, nè in eccesso onde evitare squilibri.

Un'assunzione corretta del fabbisogno energetico si concretizza attraverso l'introduzione di alimenti nel corso della giornata secondo le seguenti proporzion: *colazione* 25%, *spuntino* 5%, *pranzo* 35%, *merenda* 5%. *cena* 30%, variando adeguatamente tra i sette gruppi alimentari.

§ 3. APPARATO DIGERENTE E DIGESTIONE

Nella serie di trasformazioni che il cibo subisce all'interno del corpo di un animale sono individuabili quattro fasi fondamentali: *ingestione, digestione* (suddivisa in *demolizione meccanica* e *digestione chimica*), *assorbimento* ed *eliminazione*.

La digestione permette di spezzare i legami tra i monomeri che costituiscono le molecole:

–dalle proteine si ricavano gli amminoacidi;

–dai grassi si ottengono gli acidi grassi semplici, il glicerolo e il colesterolo;

–dai carboidrati si ricavano il glucosio e altri zuccheri semplici.

La digestione chimica si compie grazie all'azione di una serie di proteine, gli enzimi digestivi, capaci di spezzare i legami tra i monomeri.

Gli esseri umani possiedono un lungo tubo digerente costituito da diversi tratti. Le parti principali del nostro canale alimentare sono nell'ordine: la *bocca*, la *faringe*, l'*esofago*, lo *stomaco*, l'*intestino tenue*, l'*intestino crasso* e infine l'*ano*. La digestione avviene nel

P. Giaquinto-F. Ricciardi: MANUALE facile dell'OPERATORE SOCIO SANITARIO (O.S.S.)

127

tratto fra la bocca e l'intestino tenue.

I mammiferi sono i soli animali in grado di masticare il cibo nella bocca (o cavità orale). Il risultato si deve all'azione della dentatura, combinata con il movimento della mandibola: i denti lacerano e macinano il cibo, riducendolo in piccole parti e dando origine al bolo alimentare, una poltiglia morbida che può venire inghiottita e procedere lungo il tubo digerente.

La **faringe** è il tratto dell'apparato digerente immediatamente successivo alla cavità orale e costituisce l'ingresso comune per il cibo e per l'aria che respiriamo.

La *deglutizione* è un riflesso involontario, della durata di circa un secondo, che blocca temporaneamente l'ingresso dell'apparato respiratorio e permette così al bolo alimentare di prendere la via dell'esofago.

Esso è un semplice tubo, rivestito di due strati di muscoli, che convoglia il bolo dalla faringe allo stomaco.

Il cibo procede lungo l'apparato digerente grazie al meccanismo della peristalsi: il bolo alimentare è spinto verso il basso, non dalla forza di gravità, ma da un'onda di contrazione degli strati muscolari che rivestono l'esofago.

L'esofago termina con una valvola, il *cardias*, che permette l'accesso allo stomaco, dove continua la digestione. Qui si forma un liquido cremoso e acido, il chimo, che può passare nell'intestino attraverso la valvola che chiude l'estremità terminale dello stomaco, il *piloro*.

Il ruolo principale dello stomaco è quello di accumulare il cibo ingerito. La superficie interna dello stomaco è molto articolata: è costituita da cavità lunghe e strette – le fossette gastriche – sulle cui pareti vi sono diversi tipi di cellule che producono i succhi gastrici.

Allo stomaco segue il tratto più lungo del nostro apparato digerente, l'*intestino tenue*, che misura circa 6 m per un diametro di soli 3-5 cm. Il primo tratto dell'intestino tenue, lungo circa 25 cm, si chiama *duodeno*. Qui si riversano i succhi digestivi prodotti dal fegato e dal pancreas. La digestione chimica prosegue e si completa nel rimanente tratto dell'intestino tenue, grazie ai *succhi enterici*.

L'assorbimento avviene nell'intestino tenue e nell'intestino crasso.

Nella fase di assorbimento, il cibo, trasformato in molecole semplici dal processo di digestione, entra nelle cellule che rivestono l'apparato digerente. I nutrienti passano nel sangue e vengono trasportati alle cellule del corpo dove verranno utilizzati per ricavare energia e per costruire i *tessuti*.

La mucosa dell'intestino tenue è formata da un sottile strato di cellule (dove si verifica l'assorbimento) all'esterno del quale vi sono due strati di muscolatura.

La parete interna dell'intestino tenue presenta numerose pieghe e appendici che aumentano enormemente la sua superficie. Osservando una piega al microscopio si scopre che a sua volta è caratterizzata da ulteriori pieghe ed estroflessioni dell'altezza di circa 1 mm, dette *villi*. Ciascuno di questi villi, al suo interno, contiene una rete di capillari sanguigni e un vaso linfatico. La membrana delle cellule che costituiscono i villi si ripiega, a sua volta, in minuscole appendici, dette *microvilli*.

Il *fegato* è il primo organo a ricevere le sostanze assorbite e svolge diversi compiti:

-demolisce eventuali sostanze nocive (come l'alcol);

-trasforma le sostanze assorbite in sostanze differenti di cui il corpo ha bisogno e infine immagazzina il glucosio (in forma di glicogeno).

Al termine dell'intestino tenue, il tubo digerente prosegue con l'intestino crasso, formato da intestino cieco, colon e retto.

L'*intestino cieco* è una breve «sacca» (a fondo cieco) situata nei pressi della giunzione tra intestino tenue e crasso. Esso termina con una breve diramazione vermiforme, chiamata *appendice*.

L'*intestino crasso*, continua con il *colon*, che ha una lunghezza di circa 1,5 m per un diametro di 5 cm. La sua funzione principale è quella di completare il riassorbimento dell'acqua iniziato nell'intestino tenue.

Nell'ultimo tratto del nostro intestino, detto *retto*, si accumulano i residui della digestione in forma di feci solide: le *feci* sono composte da acqua e dalle sostanze che hanno attraversato il tubo digerente senza subire cambiamenti, ad esempio la cellulosa contenuta nei vegetali. L'apertura terminale dell'apparato digerente, l'*ano*, consente l'espulsione delle feci attraverso la *defecazione*.

§ 4. AIUTO AL PAZIENTE DURANTE L'ALIMENTAZIONE

Tra i compiti dell'Operatore c'è quello di *ausilio* al paziente non in grado, parzialmente o totalmente, di alimentarsi. Nel pieno rispetto delle sue abitudini, e per soddisfare il suo naturale bisogno, l'Operatore deve porre il paziente nelle migliori condizioni possibili per procedere alla nutrizione. L'Operatore, in particolare, avrà cura che l'ospite proceda al lavaggio, oltre che delle mani, anche dei denti, allo scopo di meglio gustare le pietanze somministrate; quando è possibile, è ovviamente preferibile che il paziente assuma cibo stando seduto su una sedia, una poltrona o a letto, anche per prevenire rischi di soffocamento che altre posture potrebbero comportare.

Particolare attenzione dovrà essere posta all'accertamento della effettiva assunzione degli alimenti soprattutto in pazienti poco propensi a nutrirsi, con una sorveglianza discreta che favorisca sempre il recupero, seppur parziale, di un certo grado di autonomia nella persona assistita. Nel caso di pazienti autosufficienti, il solo compito dell'Operatore potrà essere quello di curare la sistemazione dei piatti e delle posate, eventualmente tagliare la carne o versare l'acqua nel bicchiere; nei casi più gravi, invece, dovrà ad esempio valutare l'utilizzo di cucchiaio piuttosto che la forchetta al fine di evitare lesioni, e in ogni caso *rispettare i tempi* necessari alla masticazione e alla deglutizione del cibo ingerito senza forzare il paziente, conversando con lui per ridurre al minimo il disagio dovuto al doversi sentire assistito nel

soddisfare un proprio elementare bisogno.
Ovviamente l'Operatore avrà cura, in generale, di *invogliare* la persona ad assumere la maggior varietà possibile di alimenti al fine di garantirgli un'alimentazione il più possibile varia ed equilibrata, ed in particolare, di verificare il rispetto di eventuali diete imposte al paziente dal medico curante. Si accerterà poi che si idrati correttamente. E' noto infatti che con l'età si assottiglia in ogni individuo lo stimolo della sete, ma l'organismo ha comunque bisogno dell'ingestione di liquidi per svolgere correttamente le sue funzioni.

§ 5. DISTURBI DELL'ALIMENTAZIONE. LA DISFAGIA
E' una dei disturbi dell'alimentazione con cui più spesso, soprattutto negli ospiti anziani, l'OSS dovrà confrontarsi.
La *disfagia* è una sintomatologia legata a un indebolimento o lesione di una o più fasi della catena deglutitoria.
La *deglutizione* è un atto fisiologico costituito da una *successione di eventi neuromuscolari* volontari e riflessi che conducono gli alimenti dalla bocca nello stomaco. E' un attio collegato e coordinato con altre funzioni come la *respirazione* e la *fonazione*.
L'atto della deglutizione si può scindere in quattro fasi principali:
-una prima fase volontaria i cui il cibo viene portato alla bocca;
-una fase orale volontaria in cui il cibo viene masticato, lavorato con la saliva (*bolo*) e infine spinto verso la parete posteriore della bocca;
-una fase faringea involontaria che porta il bolo verso lo sfintere esofageo superiore;
-una fase esofagea involontaria che attraverso la peristalsi (dopo il rilassamento dello sfintere esofageo) porta il cibo nello stomaco;

CAUSE DELLA DISFAGIA
Le cause della disfagia sono molteplici e le possiamo distinguere in:
-strutturali
-infettive

-iatrogene
-miopatiche
-metaboliche
-neurologiche, più complesse e molteplici, suddivise a loro volta in disfagia *emisferica* uni/bilaterale (come in caso di stroke, emiplegia, tumori cerebrali), disfagia *da lesione* della giunzione neuromuscolare, disfagia *da danno muscolare*, disfagia *extrapiramidale* (come in caso di morbo di Parkinson), disfagia *cerebellare*, disfagia *da lesione del tronco cerebrale*, disfagia *da lesione di nervi* (come nella sindrome detta di GUILLAIN-BARRÈ), disfagia *in forma mista* (come in caso di sclerosi laterale amiotrofica, sclerosi multipla o malattia di Alzheimer).

SINTOMATOLOGIA
La disfagia non sempre è facile da riconoscere, fatto che la rende spesso una condizione non diagnosticata.
Ci sono però dei sintomi peculiari che una persona affetta da disfagia può mostrare:
-evita i pasti
-durata eccessiva dei pasti
-senso di corpo estraneo dopo i pasti
-reflusso nasale e/o reflusso gastroesofageo
-tosse riflessa
-aumento delle secrezioni e difficoltà nel gestirle (sbavature orali)
-voce gorgogliante
-raucedine
-tosse o starnuti dopo il pasto
-perdita di peso non volontaria
-schiarimenti di voce frequenti
-alterazioni della mimica facciale
Anche l'analisi del modo in cui una persona disfagica mangia può essere utile per la diagnosi:
-mancanza di coordinazione tra deglutizione e masticazione
-ritardo ad iniziare la deglutizione
-rigurgiti orali o nasali

-impacchettamento nelle guance del cibo
-deglutizione multipla per singolo boccone

CONSEGUENZE DELLA DISFAGIA

La disfagia è una sintomatologia *complessa* che può portare a conseguenze pericolose come la malnutrizione, la disidratazione, la sindrome da all'allettamento e la polmonite *ab ingestis*.
Per questi motivi la disfagia è presa molto seriamente in ambiente sanitario e la sua cura e riabilitazione sono di fondamentale importanza.

RIABILITAZIONE, CURA E RIMEDI PER LA DISFAGIA

La riabilitazione della disfagia oro-faringea, secondo le linee guida 2005 della società tedesca di neurologia, prevede l'utilizzo di 4 metodiche:
-dieta e modalità di assunzione del pasti (addensanti, lubrificanti, alimenti a consistenza modificata);
-posture facilitanti (busto eretto, capo flesso, ruotato dal lato del corpo leso e inclinato dal lato sano);
-tecniche particolari di compenso (deglutizione forzata, deglutizione sopraglottica e manovra di MENDELSHON);
-esercizi per la muscolatura oro-faringea.

ESERCIZI PER LA DISFAGIA

Il paziente o ospite, per eseguire gli esercizi specifici deve essere in grado di mantenere l'attenzione per alcuni minuti (*neglet*), deve avere il cavo orale deterso e non deve avere aprassia bucco-facciale. Poi deve:
-gonfiare le guance
-movere la lingua (protusione, retrazione, in tutte le direzione, schioccare la lingua);
-fare esercizi per le labbra (bacio, sorriso);
-articolare fonemi come GA-CA o pronunciare la EEEE;
-schiarirsi la voce e tosse volontaria;
coordinare respiro e apnea;
indurre manualmente l'ascensionelungo la laringe.

P. Giaquinto-F. Ricciardi: MANUALE facile dell'OPERATORE SOCIO SANITARIO (O.S.S.)

133

Per la riabilitazione della disfagia è sempre consigliabile rivolgersi a personale sanitario competente.

ALIMENTI DA EVITARE

Tra le precauzioni più importanti in un paziente disfagico, sicuramente tra le più importanti c'è il *non mangiare determinate tipologie di alimenti* come cibi che impastano la bocca, che richiedono molta masticazione, con semi, filamentosi, con consistenze miste, latte, liquidi molto fluidi, o secchi friabili.

EPIDEMIOLOGIA DELLA DISFAGIA

Come dicevamo in apertura, la disfagia è un disturbo che trova diffusione negli anziani a causa della diminuzione di olfatto e gusto, la perdita dei denti e l'indebolimento dei muscoli masticatori.

La disfagia oltre ad essere legata a molteplici malattie, come quelle elencate prima, ha una valenza particolare nel paziente colpito da *stroke*.

In questi casi infatti, la causa di morte più frequente è la polmonite *ab ingestis* (con una prevalenza che può arrivare al 40%), che è appunto una conseguenza della disfagia.

In generale, però, se gestita bene, la disfagia ha un' evoluzione clinica favorevole nell'emiplegico.

§ 6. L'ANORESSIA

È un disturbo caratterizzato dalla presenza di evidenti alterazioni del comportamento alimentare. L'anoressia *nervosa* si contraddistingue per la fobia di ingrassare con conseguenti comportamenti di ostinato rifiuto del cibo e desiderio di perdere peso. La percezione dell'immagine corporea risulta alterata e subentra anche l'amenorrea (assenza delle mestruazione di almeno 3 cicli consecutivi). Quando il dimagrimento diventa più evidente le condizioni generali della persona diventano precarie, si riduce il livello di funzionamento sociale e compare la tendenza all'isolamento. Si possono associare determinate caratteristiche come: vomito provocato (presente anche nella

P. Giaquinto-F. Ricciardi: MANUALE facile dell'OPERATORE SOCIO SANITARIO (O.S.S.)

134

bulimia), lavarsi fino a scorticarsi, la fissazione di mandare via lo sporco, predominano condotte ossessive sul cibo (sminuzzamento, nascondimento), domina l'eccessivo investimento sul cibo (es. il soggetto ne parla sempre), tendenza ad effettuare sforzi fisici, corse e vari esercizi ginnici nella convinzione che tali comportamenti facilitino l'espulsione dello scarso cibo assunto.

EPIDEMIOLOGIA

Colpisce in prevalenza il sesso femminile e compare generalmente nell'età adolescenziale. Si presenta più spesso nelle classi medio -alte.

PSICOPATOLOGIA

Già SIGMUND FREUD aveva parlato dell´ anoressia come di regressione alla fase orale, mentre la KLEIN ipotizzava un incompleto superamento della fase schizo-paranoide. Secondo BRUCH, inoltre, nelle persone anoressiche è alterata l'immagine corporea a seguito di un disturbo della percezione del proprio corpo.

Altri autori sostengono che il nucleo fondamentale del disturbo sia la *fobia del sovrappeso* che scatena ansia; il rifiuto del cibo e il desiderio di dimagrire sarebbero condotte di esitamento conseguenti. Secondo la scuola sistemico-relazionale esistono nelle famiglie delle anoressiche, alcune caratteristiche fondamentali quali la rigidità, l'ipercoinvolgimento emotivo del figlio, l'iperprotezione e la mancata risoluzione del conflitto dipendenza-autonomia.

Altri infine attribuiscono importanza all'enfatizzazione culturale della magrezza, come aspetto fondamentale dello stereotipo della bellezza femminile.

DIAGNOSI

Sono stati individuati i seguenti sintomi:
-rifiuto di mantenere il peso corporeo nella norma;

-eccessiva e immotivata paura dell'aumento del peso corporeo;
-disturbi dell'immagine corporea con alterata percezione delle dimensioni del proprio corpo;
-amenorrea secondaria per almeno tre cicli consecutivi.
Esistono almeno due sottotipi di anoressia:
-il tipo *bulimico* con periodici episodi di bulimia e/o condotte di eliminazione con vomito ed uso di farmaci (ad es. lassativi);
-il tipo *"restricter"* nel quale la diminuzione del peso avviene col digiuno, la dieta e l'esercizio fisico.

QUADRO CLINICO
La modalità di esordio può essere una banale dieta ipocalorica instaurata per smaltire il sovrappeso. Talvolta invece l'inizio è più subdolo con la paziente che fa *"sparire"* il cibo con modalità diverse (si induce il vomito, mente sulla reale quantità di alimenti ingeriti, etc...). Successivamente alle restrizioni nell'apporto del cibo potrebbe associarsi una iperattività motoria. In questa fase la mancanza di coscienza di malattia ostacola qualunque tipo di intervento. Allorquando il dimagrimento diventa più evidente, e le condizioni generali diventano precarie, si riduce il livello di funzionamento sociale e compare la tendenza all'isolamento.

TERAPIA
La prima difficoltà da superare è la mancanza di collaborazione da parte del paziente, che nega lo stato di malattia. Il trattamento deve comprendere interventi internistici per correggere le conseguenze della denutrizione. La terapia farmacologica viene fatta con antidepressivi coadiuvato da un trattamento psicoterapico.
L'ospedalizzazione si impone solo allorquando si verificano le seguenti condizioni:
-un sensibile calo ponderale con presenza di complicanze internistiche;
-un'appurata uinefficacia del trattamento ambulatoriale per aumentare il peso;

-grave presenza di rischio suicidario;
-inserimento in ambiente familiare colpevolizzante o disturbante.

§ 7. LA BULIMIA: CARATTERISTICHE GENERALI

La *bulimia nervosa* è caratterizzata da frequenti episodi di impulsi improvvisi e irresistibili a mangiare tutto il cibo che reperisce (episodi di abbuffate) e da modalità inappropriate di espulsione del cibo (condotte compensatorie) per smaltire ed espellere quanto ingurgitato al fine di evitare l'aumento di peso (es. vomito autoindotto, uso di lassativi, diuretici, eccessivo sforzo fisico, diete troppo rigide e digiuni).

EPIDEMIOLOGIA

L'età di esordio è tra i 12 e i 35 anni e le abbuffate avvengono in un periodo definito di tempo (2 ore circa) in cui il soggetto prova un impulso irrefrenabile e non gestibile a divorare cibo e mangia in quantità eccessiva. È netta la prevalenza nel sesso femminile. La richiesta di intervento in genere avviene non prima di 5 anni dall'esordio del disturbo.

PSICOPATOLOGIA

La bulimia è considerata una manifestazione di una predisposizione all'abuso di sostanze. Nelle famiglie delle bulimiche, in genere vi è un'alta incidenza di abuso di sostanze alcoliche e di sostanze psicoattive.

DIAGNOSI

Sono stati individuati i seguenti sintomi:
-ricorrenti episodi di ingestione massiccia di cibo in breve tempo;
-sensazione di mancanza di controllo del proprio comportamento alimentare durante le crisi;
-comportamenti incongrui messi in atto per evitare l'aumento ponderale (es. induzione del vomito, abuso di lassativi, digiuno, iperattività motoria);
-crisi bulimiche e condotte di eliminazione, che avvengono, in media, due volte alla settimana per almeno tre mesi;

-preoccupazione persistente ed eccessiva per la propria immagine corporea e del peso.
Vengono distinti due sottotipi:
Con condotte di eliminazione (induzione del vomito e/o abuso di lassativi)
Senza condotte di eliminazione (ricorso al digiuno o a iperattività motoria)

CLINICA

Generalmente questi pazienti sono normopeso, ma presentano una fobia per l'incremento ponderale e manifestano una eccessiva attenzione per la propria immagine corporea. Le crisi bulimiche sono comportamenti alimentari *compulsivi* che non sono dovuti a sensazioni di fame, ma ad un senso di malessere generale con transitori sintomi del quadro depressivo. Caratteristica è la modalità di inghiottire grandi quantità di cibo, di solito *ipercalorico*. In certi casi il bulimico assume durante una crisi da 5000 a 20000 calorie. La crisi dura da qualche minuto ad un'ora al termine della quale, il soggetto prova un senso di *autosvalutazione* e di *disgusto*. Segue poi uno stato di *angoscia* che può sfociare in tentativi di eliminazione del cibo (induzione del vomito, abuso di lassativi o diuretici). Tali incongrue condotte possono determinare comparsa di altre disfunzioni organiche.

COMORBIDITÀ

Possono essere variamente associati a questo disturbo le seguenti patologie:
-anoressia nervosa
-disturbi dell'umore
-disturbi da abuso di sostanze
-disturbi di personalità (borderline, ossessivo-compulsivo, o istrionico)

TERAPIA

Si consiglia il trattamento *integrato*: la farmacoterapia, la psicoterapia e l'ospedalizzazione *se opportuno*.

CAPO DECIMO

CENNI DI EPIDEMIOLOGIA
Flora Ricciardi

§ 1. LE INFEZIONI OSPEDALIERE

Le *infezioni ospedaliere* (d'ora in avanti IO) sono un insieme piuttosto eterogeneo di condizioni diverse sotto il profilo microbiologico, fisiologico ed epidemiologico che hanno un elevato impatto sui costi sanitari e sono indicatori della qualità del servizio offerto ai pazienti ricoverati.

Vengono causate da microrganismi cd "opportunistici" presenti nell'ambiente, che solitamente non danno luogo a infezioni, ma che, in pazienti immunocompromessi possono far sorgere complicanze durante il ricovero e la degenza o, in qualche caso, anche dopo la dimissione del paziente; possono avere diverso grado di gravità, fino ad essere letali.

Ovviamente le IO possono interessare anche gli *operatori sanitari* che lavorano a contatto con i pazienti, e quindi misure adeguate devono essere prese non solo per trattare le persone ricoverate ma anche per prevenire la diffusione delle IO tra il personale che fornisce assistenza e cura.

Nonostante l'elevato impatto, sia sociale che economico, dovuto alle IO, i sistemi di sorveglianza e di controllo e le azioni per ridurne gli effetti sono invece ancora piuttosto disomogenei da paese a paese e a livello nazionale, anche se negli ultimi anni sono stati messi a punto e implementati numerosi programmi di prevenzione.

Gli studi effettuati indicano che è possibile prevenire il 30 per cento delle IO insorte, con conseguente abbassamento dei costi e miglioramento del servizio sanitario. Si consideri che, incidendo significativamente sui costi sanitari e prolungando le degenze ospedaliere dei pazienti, le IO finiscono con l'influenzare notevolmente la capacità dei presidi ospedalieri di garantire il ricovero ad altri pazienti.

Le fonti che possono dar luogo ad infezioni da microrganismi sono numerose: le strutture stesse, i sistemi di ventilazione e aerazione, i flussi di acqua, il trattamento dei tessuti e dei campioni di laboratorio, il contatto con animali, l'igiene del personale e dell'ambiente, le pratiche chirurgiche e gli ausili invasivi (ad esempio cateteri e valvole), l'uso scorretto di antibiotici che possono generare resistenze.

Normalmente, *siti di sviluppo* dell'infezione possono essere i polmoni, i siti di inserzione di un catetere, il tratto urinario, le ferite (comprese quelle chirurgiche e da decubito).

Le infezioni possono avere origine da:

-flora batterica già presente nel paziente (infezione endogena primaria, ad esempio quella data da Haemophilus influenzae, Streptococcus pneumoniae, Escherichia coli);

-un microorganismo che proviene da un'altra zona del corpo del paziente (infezione endogena secondaria come quella causata da Acinetobacter spp, Serratia spp, Klebsiella).

-microorganismi provenienti dall'ambiente esterno: infezione esogena (Staphylococcus).

Nei diversi studi sono stati identificate diverse decine di microorganismi appartenenti a generi diversi.

Tra i *fattori di rischio* per le IO vengono identificati:

-i tubi endotracheali;

-la respirazione artificiale e l'immobilità;

-i cateteri urinari e venosi;

-l'alto uso di antibiotici che può causare resistenza batterica e crescita di microrganismi fungini.

Concorrono inoltre a costituire rischio:

-l'alta densità di malati in corsia e nei reparti di cura intensiva;

-tutte le operazioni svolte in preparazione preoperatoria (tra queste, ad esempio, la tricotomia è uno dei più importanti fattori di rischio);

-la durata dell'intervento;
-i fattori intrinseci del paziente, quali: l'età, l'obesità, il diabete, la gravità della malattia, la generale situazione immunitaria che può essere compromessa anche per l'insorgenza di altre malattie e/o per malnutrizione.

Le infezioni ospedaliere più studiate vengono solitamente classificate in:
1) ISC, ossia le infezioni del sito chirurgico (ad esempio, nei pazienti cardioperati queste sono le infezioni più frequenti, seguite da batteriemie e polmoniti.)
2) batteriemie;
3) polmoniti;
4) infezioni delle vie urinarie (IVU);
5) infezioni associate a catetere intravascolare centrale (CIC).

PREVENZIONE E SORVEGLIANZA

Per controllare e ridurre le infezioni ospedaliere, è necessario che le strutture agiscano su più fronti: l'attuazione di misure di prevenzione e di controllo delle IO avviene attraverso azioni sulle strutture ospedaliere, sui sistemi di ventilazione e sui flussi di acqua, sull'igiene del personale e dell'ambiente; l'individuazione di personale dedicato alla sorveglianza; un protocollo di sorveglianza attiva delle infezioni che si manifestano, e un appropriato flusso informativo che permetta l'identificazione e la quantificazione delle infezioni stesse nei diversi presidi; la formazione *continua* del personale dedicato al trattamento dei pazienti, soprattutto nelle aree critiche di terapia intensiva e chirurgica, e di quello dedicato alla raccolta e analisi dei dati.

Uno dei problemi relativi alle IO è la loro identificazione, classificazione e quantificazione. Per cercare di risolvere questo aspetto, sono state messe a punto definizioni di caso dai CDC americani ma anche da programmi europei come HELICS e EARSS. Negli Stati Uniti e nel nord Europa esiste un sistema di controllo e sorveglianza mentre nel nostro paese questo sistema non è ancora operativo.

Gli studi italiani hanno però rilevato che le caratteristiche epidemiologiche delle IO individuate sono simili a quelle descritte dal sistema americano, il *National Nosocomial Infections Surveillance System* (NNIS), che costituisce quindi un valido punto di riferimento.

In Italia, Il Ministero della Sanità ha emanato due Circolari Ministeriali, (la n. 52/1985 e la n. 8/1988) nelle quali vengono definiti i requisiti di base dei programmi di controllo e viene costituito un comitato di controllo per la lotta alle infezioni in ciascuna struttura ospedaliera con la disponibilità di un'infermiera dedicata principalmente ad attività di sorveglianza e controllo.

La riduzione ulteriore dell'incidenza di infezioni ospedaliere (che ancora nel 2017 colpiva tra il 5 e l'8% dei pazienti ricoverati) rientrava poi tra gli obiettivi prioritari nei Piani Sanitari Nazionali (PSN) degli ultimi decenni, che facevano espresso riferimento alle IO delle vie urinarie e della ferita chirurgica, alle polmoniti postoperatorie o associate a ventilazione meccanica e alle infezioni associate a cateteri intravascolari.

Questo obiettivo doveva essere raggiunto con l'avvio di un programma di sorveglianza, prevenzione e controllo delle IO in ogni presidio ospedaliero, che andasse a focalizzare l'azione sia sui pazienti che sugli operatori sanitari.

Nonostante queste misure, in Italia non è però ancora stato attivato un sistema di sorveglianza nazionale (ossia una rilevazione corrente dei casi di infezione ospedaliera); in compenso sono stati condotti numerosi studi multicentrici di prevalenza che hanno accertato che, come detto, il 5-8% dei pazienti ricoverati contrae un'infezione ospedaliera.

GLI ULTIMI AGGIORNAMENTI - L'ANNUAL EPIDEMIOLOGICAL REPORT 2017

Come ogni anno il Centro europeo per la prevenzione e il controllo delle malattie (ECDC) ha pubblicato l'*Annual Epidemiological Report* (AER) basato sui rapporti di sorveglianza (*Disease surveillance reports*) delle singole patologie e dei gruppi di

P. Giaquinto-F. Ricciardi: MANUALE facile dell'OPERATORE SOCIO SANITARIO (O.S.S.)

142

malattie infettive. Ognuno di questi rapporti presenta una panoramica dei dati raccolti dal 2015 dal sistema di sorveglianza "Tessy" sulla situazione epidemiologica di una specifica patologia nei Paesi membri dell'Unione europea (UE) e in quelli dello Spazio economico europeo (SEE).

Il 13 settembre del 2017 è partita la "European Joint Action on Antimicrobial Resistance and HealthCare-Associated Infections (EU-JAMRAI)", una nuova *joint action* sull'antibiotico resistenza (*antimicrobical resistance* - AMR) attraverso cui fronteggiare l'AMR e le infezioni correlate all'assistenza (ICA). La Joint Action, coordinata dal French National Institute of Health and Medical Research Inserm, vede la partecipazione di oltre 44 partner da tutta Europa. L'Italia partecipa con l'Istituto superiore di sanità (ISS) e con l'Università di Foggia.

La JA vuole essere un'occasione di sintesi e di implementazioni delle numerose iniziative nazionali che sono state condotte in questi ultimi anni con l'ambizione di fare dell'Europa una regione di "best practice" sul tema dell'antibiotico-resistenza, mettendo al centro i piani nazionali di contrasto, la prevenzione delle infezioni ospedaliere, l'uso degli antibiotici e la ricerca. L'Iss, coadiuvato dall'Università di Udine, è responsabile del work package dedicato alla valutazione del progetto.

LA GIORNATA MONDIALE PER L'IGIENE DELLE MANI

Ogni anno, nell'Unione europea, si stima che circa 3,2 milioni di pazienti si ammalano per infezioni contratte durante la permanenza in strutture ospedaliere. Di questi, circa 37 mila muoiono a causa di conseguenze correlate a tali infezioni.

Più che mai attuale appare dunque l'appuntamento annuale dedicato all'igiene delle mani: il *World Hand Hygiene Day*, che si celebra in tutto il mondo il 5 maggio.

Con lo slogan "Fight antibiotic resistance... it's in your hands" (Combattere l'antibiotico resistenza... è nelle tue mani) l'Organizzazione mondiale della sanità (OMS) punta a focalizzare l'attenzione degli operatori sanitari sull'importanza del lavaggio corretto delle mani per prevenire le infezioni correlate all'assistenza e, conseguentemente, per prevenire fenomeni di resistenza agli antibiotici.

CAPO UNDICESIMO

L'IGIENE DEGLI ALIMENTI
Pietro Giaquinto

§ 1. LA CONTAMINAZIONE

Per le loro caratteristiche organolettiche, gli alimenti sono facilmente *deteriorabili*, e, durante le fasi della loro lavorazione, passibili di *contaminazione*. La contaminazione avviene per origini diverse; può essere *chimica*, dovuta ad esempio all'impiego di pesticidi durante la coltivazione, di farmaci nel campo dell'allevamento del bestiame o di additivi e conservanti durante le fasi di conservazione; o *biologica*, dovuta all'azione di funghi o batteri e dalle tossine da loro prodotte. Ciò avviene generalmente per scarsa igiene o dei locali in cui sono conservati o manipolati gli alimenti, o degli operatori; altra forma di contaminazione è quella di origine *radioattiva* che può riguardare sia alimenti vegetali che animali.

Per ridurre il rischio di contaminazione si sono quindi adottate una serie di *misure standard*, nel campo sia della lavorazione che della conservazione, atte a preservare la salubrità degli alimenti. Ulteriori precauzioni sono di carattere generale e riguardano l'igiene dei locali in cui si effettua attività di somministrazione, delle attrezzature usate, del personale (dalle divise usate, al lavaggio sistematico delle mani, alla raccolta dei capelli, al bendaggio di eventuali ferite.

§ 2. CONSERVAZIONE DEGLI ALIMENTI

Circa la conservazione degli alimenti, questa è effettuata allo scopo di ritardarne il deterioramento, che avviene che avviene per cause biologiche (per l'azione degli enzimi in essi contenuti) o chimiche (per l'azione del caldo, dell'ossigeno o delle radiazioni). Gli alimenti conservati sono distinti in: semiconserve (ad esempio alimenti sottoposti a pastorizzazione), conserve (alimenti concentrati, sterilizzati o essiccati) e alimenti trasformati (ossia sottoposti a trattamenti che ne modifichino le caratteristiche organolettiche, ad esempio per fermentazione o salatura).

Per la conservazione degli alimenti si usano diversi tipi di agenti; quelli *chimici*, quelli *fisici*, quelli *chimico-fisici* e quelli *biologici*. I primi, più economici, sono di origine naturale (sale, zucchero, aceto) o artificiale (additivi e conservanti); quelli fisici prevedono prevalentemente l'utilizzo del calore o delle basse temperature. Utilizzano il calore la pastorizzazione, ossia la distruzione dei microorganismi patogene e spore con una temperatura tra i 60° e gli 80° e la sterilizzazione, ossia l'eliminazione dei microorganismi riproducibili con una temperatura tra i 100° e 150°. L'esposizione degli alimenti al calore è tanto più breve quanto maggiore è la temperatura. Utilizzano invece le basse temperature il congelamento, che avviene raggiungendo il cd. "punto di gelo" tra i -0,5° e i -4°, e la refrigerazione con temperature che oscillano tra i -1° e 8°. Chiaramente il congelamento consente conservazioni più lunghe rispetto alla semplice refrigerazione.

Tra i mezzi chimico-fisici ricordiamo l'*affumicamento* ossia l'esposizione dell'alimento alla doppia azione del calore e del fumo prodotto dalla combustione di detrminati tipi di legno; tra i mezzi biologici troviamo invece la *fermentazione*, classica quella del vino, della birra o degli yogurt.

CAPO DODICESIMO

NOZIONI DI PRIMO SOCCORSO
Pietro Giaquinto

§ 1. CARATTERI GENERALI

L'Operatore Socio Sanitario è un operatore con ampie competenze, esperto di assistenza di base in ambito sanitario e sociale. Tra le competenze che deve sviluppare, c'è anche la capacità di far fronte a situazioni di urgenza che richiedono interventi di *primo soccorso*. Il primo soccorso è definibile come *"l'aiuto prestato immediatamente a chiunque si trovi in stato di necessità rischiando di perdere la propria vita"*.

Occorre precisare la differenza tra **urgenza** e **gravita'** (termini che non sono sovrapponibili), per essere in grado di operare scelte e mettere in atto interventi utili alla criticità del caso.

URGENZA: situazione di estrema gravità che esige decisioni immediate

GRAVITA': situazione caratterizzata da cause sfavorevoli, le condizioni del paziente sono preoccupanti;

quindi l'urgenza è direttamente proporzionale al pericolo di vita della persona, la gravità no.

I sistemi avanzati per la gestione dell'emergenza presenti in tutti i paesi industrializzati, prevedono una attivazione immediata e progressiva e risposte sempre più qualificate. In Italia il numero gratuito per attivare il sistema d'emergenza è attualmente ancora il 118 (ma è in fase di approvazione la nuova legge che farà diventare il 112 il numero unico per le emergenze sul modello del 911 americano). Quando il 118 invia l'unità di primo soccorso, il personale facente parte dell'equipe può trovarsi di fronte a quadri clinici caratterizzati da:

-arresto cardiocircolatorio;

-casi di emorragia;

-casi di crisi convulsiva;

-casi di ustioni;
-svenimento;
-intossicazione varie (farmaci, ossido di carbonio, ed altre).

L'ARRESTO CARDIACO è la cessazione dell'attività di pompa meccanica del cuore, con conseguente arresto del circolo e della perfusione degli organi in primis il cervello. Dopo 6-10 minuti di assenza di circolo, il danno anossico cerebrale diventa irreversibile. La prevenzione di tale danno è data dalla rapidità di attivazione del sistema di soccorso e dall'efficacia dell'intervento e delle procedure messe in atto.

Le procedure del BLS sono standardizzate e riconosciute valide da organismi internazionali (come l'A.H.A., o l' I.R.C.) che periodicamente provvedono a una revisione critica e a un aggiornamento in base alle migliori evidenze scientifiche disponibili.

La possibilità di prevenire il danno anossico dipende dalla *rapidità* e dalla *efficacia* delle procedure di soccorso e in particolare dalla corretta applicazione di quella che è conosciuta come "catena della sopravvivenza".

La precoce esecuzione della R.C.P. (rianimazione cardio-polmonare) di base comporta che chiunque si trovi presente sulla scena di un'emergenza, metta in pratica immediatamente semplici procedure finalizzate al sostegno delle funzioni vitali in modo da tentare di prolungare la sopravvivenza del paziente in attesa dell'arrivo dei soccorsi avanzati.

Queste manovre (dette di *Basic Life Support*, e indicate, appunto, con l'acronimo B.L.S.) non sono di esclusiva competenza del personale medico e non, addetto all'emergenza perché (secondo quanto detto dall'Organizzazione Mondiale della Sanità) *sono alla portata di tutti i cittadini*, anzi devono essere conosciute da tutti ed è dalla corretta esecuzione di queste manovre che nella stragrande maggioranza dei casi dipende il successo determinato dal proseguo del soccorso avanzato.

In queste situazioni ogni secondo è fondamentale ricordarsi che "il tempo e' vita".

E' fondamentale allora:

OSSERVARE – Gli strumenti più importanti per affrontare una emergenza in modo efficiente non sono la cassetta di P.S. o l'armadietto dei medicinali, sono invece *occhi, orecchie* e *mani*.

Le condizioni cliniche del paziente risultano spesso evidenti con un semplice riscontro visivo.

VALUTARE – in base a ciò che si vede, si devi ragionare.

AGIRE- è la conseguenza dell'intervento, bisogna mantenersi lucidi e calmi poiché è il modo migliore per non vanificare il tempo.

Per rendersi conto se ci sono problemi in grado di minacciare la vita del paziente occorre verificare subito le funzioni vitali:
- Attività cerebrale;
- Attività respiratoria;
- Attività cardiocircolatoria.

Il che significa che ci si deve porre questi interrogativi:
il paziente è cosciente o incosciente?
Il paziente respira?
Il suo cuore batte?

Se tutte e tre la valutazione sono negative occorre allertare subito il sistema d'emergenza 118 e iniziare le manovre di BLS.

Le situazioni d'emergenza in ambiente ospedaliero possono verificarsi con certa frequenza e in diversi luoghi es. reparti di degenza, terapie intensive, bar, uffici etc. Questi luoghi non hanno nulla in comune ma l'approccio all'emergenza deve essere ugualmente efficace, sia esso affrontato in luoghi protetti e attrezzati, oppure in luoghi pubblici dove le attrezzature sono carenti.

Al di là delle nozioni apprese durante la formazione l'importante è che chiunque si trovi a dover prestare soccorso lo faccia con:

Buon senso-calma-razionalità; ciò al fine di gestire al meglio l'evento finalizzando il proprio intervento a :

-mantenere le funzioni vitali;
-prevenire eventuali peggioramenti della situazione;
-migliorare, se possibile, le condizioni della persona infortunata.

L'EMORRAGIA è la fuoriuscita di sangue da un vaso sanguigno. Le emorragie possono essere :
esterne – il sangue fuoriesce attraverso una ferita;
interne - il sangue fuoriesce dai vasi ma all'interno di cavità dell'organismo (es. organi addominali).
Si distinguono in:
venose con sangue rosso *scuro* non pulsante
arteriose con sangue rosso *vivo* che esce a fiotti, in modo zampillante.
Occorre prevenire l'insorgenza dello shock, pertanto quando già ad occhio nudo l'emorragia si rilevi abbondante, dopo aver allertato il 118, bisogna porre il paziente in *posizione di autotrasfusione* cioè stenderlo in posizione supina e tenergli sollevate le gambe (usando tutto ciò che c'è a portata di mano), per un miglior apporto possibile di sangue al cuore e al cervello del paziente. Bisogna cercare di arrestare l'emorragia con il *bendaggio compressivo*.

La CRISI CONVULSIVA è un disturbo improvviso e transitorio della funzione cerebrale che si manifesta con perdita di coscienza, scosse e movimenti disordinati del corpo via via meno frequenti e violenti, chiusura serrata della mandibola con comparsa di bava alla bocca ed eventuale sangue a seguito di morsicatura della lingua; il recupero è graduale e il risveglio del soggetto spesso è accompagnato da cefalea e sonnolenza.
In questo caso occorre, se possibile, *appoggiare* la testa del paziente su qualcosa di *morbido* (coperta, cappotto), spostare tutto ciò che potrebbe causare ferite se la vittima ci sbattesse contro; chiamare il 118.

Lo SVENIMENTO è la temporanea perdita dei sensi, dovuta ad un minore aflusso di sangue al cervello causato ad es. da mancanza d'aria, emozioni intense, intossicazioni etc. I principali segni sono: pallore, fronte sudata, polso debole accompagnati da nausea, sensazione di mancamento. Anche qui occorre evitare che nel cadere la persona si faccia male, coprirla con una coperta, non dare schiaffi, non somministrare bevande; alla ripresa della coscienza tranquillizzare la persona, sollevarla gradualmente. Se la cosa non si risolve nel giro di pochi minuti, chiamare il 118.

L'USTIONE è una lesione della pelle e della zona sottostante, provocata dal contatto con fonti di calore, elettrocuzione o con sostanze chimiche. La gravità dell'ustione dipende dalla profondità, dalla sede, dall'estensione e dalla natura dell'agente ustionante. Al di là della classificazione, si và dall'arrossamento alla necrosi, occorre in attesa dei soccorsi, se i vestiti hanno preso fuoco soffocare le fiamme con indumenti, coperte; irrigare a lungo e abbondantemente con acqua le parti ustionate.

INTOSSICAZIONI VARIE La gravità dell'intossicazione dipende dalla "distribuzione", dalla "concentrazione" e dal "meccanismo di azione" della sostanza tossica nei tessuti e negli organi del corpo umano. Occorre prendere visione dell'imballaggio con l'etichetta della sostanza o la scheda di sicurezza per riferirle e consegnare ai soccorritori per un migliore ed efficace intervento sull'infortunato.
Questa procedura và osservata sia nelle inalazione di gas, nell'intossicazione acuta per ingestione e nell'intossicazione da sostanze chimiche.
Da quanto sopra sinteticamente esposto, si dovrebbe evincere che la formazione adeguata del personale di supporto dovrebbe essere tenuta in grande conto dalle Istituzioni Sanitari e Civili. Non ci sono dubbi che se il "soccorritore" chiunque esso sia, possiede una adeguata conoscenza sul cosa fare nell'immediato,

in attesa dell'equipe inviata dal 118, certamente avrà assolto ad un compito sociale di altissimo valore.

Gli interventi formativi rivolti anche alla popolazione, sono fondamentali per migliorare l'efficienza del sistema emergenza. Sviluppando in tutti i cittadini la "cultura dell'emergenza" si può ottenere che il sistema sia in grado di muoversi capillarmente e con successo.

§ 2. LA RIANIMAZIONE CARDIO-POLMONARE (BLS)

Il procedimento BLS è da sempre costituito da una *valutazione* a cui corrisponde una *azione* che qui di seguito saranno analizzate in sequenza tenendo presente che:

Si deve sempre *seguire la sequenza.*

Non bisogna mai passare alla valutazione successiva se non è risolta la precedente.

Non bisogna mai interrompere l'ordine della sequenza.

La prima valutazione che il soccorritore deve compiere è la sicurezza della scena.

Non si soccorre mettendo in pericolo la propria incolumità fisica, perciò qualsiasi tipo di pericolo deve essere eliminato o si deve spostare la vittima; se questo non è possibile devono essere immediatamente allertati gli organi competenti per mezzo dei loro numeri telefonici specifici 118 - 115 -113 - 112.

La *seconda valutazione* riguarda lo stato di coscienza: il soccorritore pone entrambe le mani sulle spalle della vittima scuotendola come per svegliarla da un sonno profondo; nel contempo la chiama ad alta voce ad entrambi gli orecchi.

Accertato lo stato di *non* coscienza, può attivare la sequenza della Rianimazione Cardio Polmonare.

Subito il soccorritore *richiama l'attenzione* con il gesto internazionale di richiamo di soccorso (*braccio alzato*) chiedere aiuto e far attivare il sistema di emergenza o l'equipe di rianimazione avanzata (118).

Posiziona poi la vittima su un piano rigido o a terra, allineando il capo, il tronco e gli arti e scoprire il torace

Controlla visivamente la pervietà delle vie aeree. *Controlla* se nella bocca della vittima sono presenti oggetti o residui di alimenti e cerca di asportarli. *Solleva* quindi con due dita il mento e spinge la testa all'indietro appoggiando l'altra mano sulla fronte per ottenere una leggera iperestensione del capo.
Questa manovra impedisce la caduta indietro della lingua e permette il passaggio dell'aria.

MANOVRA DEL GAS (Guardo Ascolto Sento)
Le mani del soccorritore sono una sulla fronte l'altra con l'indice e il medio sotto la parte ossea del mento della vittima. Il soccorritore avvicina il suo orecchio al naso della vittima la guancia alla bocca e con gli occhi ne traguarda il torace valutando il respiro e segni di circolo, per dieci secondi.

VALUTAZIONE DEL MO.TO.RE
MOvimento TOsse REspiro: Possono esserci due diverse situazioni, cui conseguono due diverse azioni.
Se *c'è respiro* e segni di circolo, il soccorritore metterà il paziente in posizione laterale di sicurezza, mantenendo l'iperestensione, e continuando a monitorare in attesa di aiuti.
Se *non c'è respiro* nè circolo, si posizionerà comodamente con le ginocchia vicino alla vittima.
Metterà una mano al centro del torace della vittima. Sovrapporrà l'altra sollevando le dita incrociate di entrambi le mani in modo che a contatto con il torace vi sia solo il calcagno della mano di contatto.
Procederà a comprimere il torace della vittima per 4-5 centimetri o comunque 1/3 del diametro del torace stesso, alternando *30 compressioni* a *due insufflazioni* di aria con la tecnica "bocca a bocca". Continuerà l'operazione alternando 30 compressioni e due insufflazioni fino:
alla comparsa dei sintomi del circolo mo-to-re oppure,
all'arrivo dei soccorritori del 118, oppure,

allo sfinimento del soccorritore stesso.

La tecnica del "bocca a bocca" si effettua mantenendo l'*iperestensione del capo*, appoggiando la propria bocca bene aperta sulla bocca della vittima avendo cura di tenergli le narici chiuse e soffiando due volte lentamente nelle vie aeree in modo da gonfiare i suoi polmoni; mentre si insuffla ci si accerti che il torace si alzi; tra un'insufflazione e l'altra ci si accerti che la gabbia toracica si abbassi. Il soccorritore quindi:

terrà la testa della vittima in iperestensione come descritto in precedenza;

pinzerà occludendo con indice e pollice della mano che si trova sulla fronte le narici della vittima;

circonderà con la propria la bocca della vittima facendo una buona aderenza per poi insufflare aria attraverso la bocca della vittima moderando la forza per circa un minuto;

interromperà il contatto con la bocca per permettere al soccorritore di prendere aria pulita;

rilascierà le narici;

permetterà al torace di abbassarsi;

ripeterà la sequenza.

Le *nuove linee guida* precisano anche che in caso di *riluttanza* del soccorritore ad effettuare le ventilazioni, in mancanza di dispositivi di barriera per la prevenzione delle infezioni è indicato procedere alle *sole compressioni*.

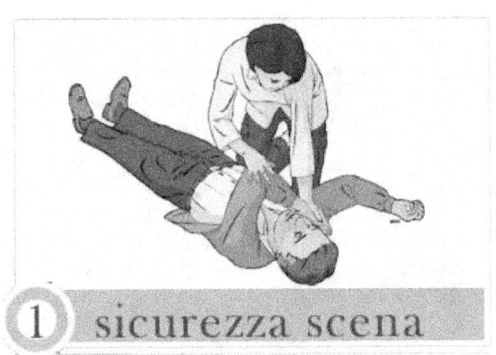

1 sicurezza scena

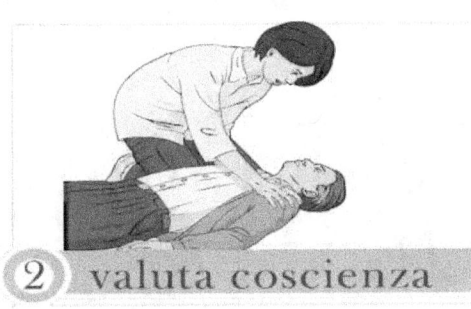

2 valuta coscienza

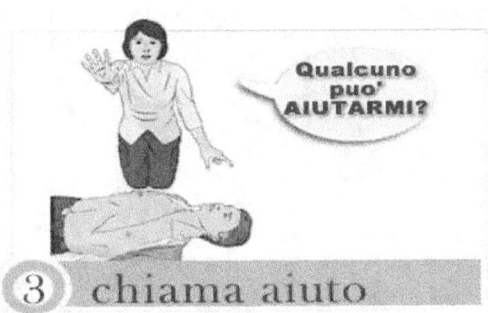

3 chiama aiuto

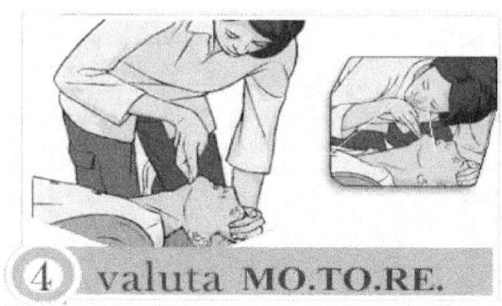

④ valuta MO.TO.RE.

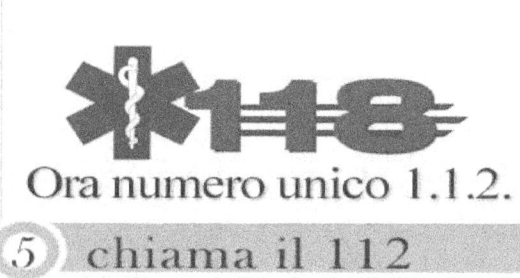

Ora numero unico 1.1.2.

⑤ chiama il 112

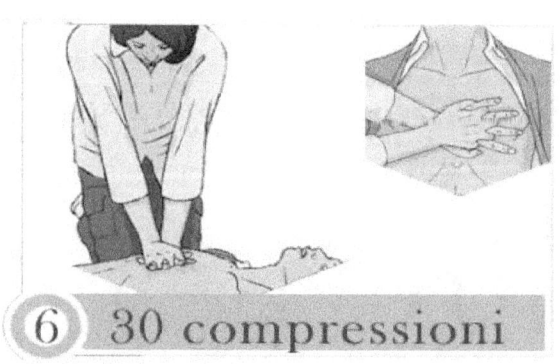

⑥ 30 compressioni

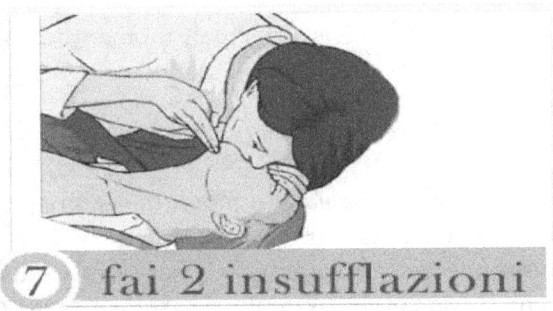

7 fai 2 insufflazioni

§ 3. LA RIANIMAZIONE CON USO DI DEFIBRILLATORE

L'impiego del defibrillatore semiautomatico esterno è riservato ai pazienti in arresto cardiocircolatorio.

Il soccorritore che utilizza l'apparecchiatura deve essere in grado di applicare la sequenza prevista dal protocollo di BLS ed abilitato all'impiego dello strumento mediante specifici corsi di formazione, o comunque, perfettamente istruito sui rischi, e sulle responsabilità, *anche giuridiche,* connesse all'utilizzo dello strumento.

L'algoritmo decisionale relativo all'utilizzo del defibrillatore semiautomatico prevede che il soccorritore valuti in successione:

-lo stato di coscienza;

-l'attività respiratoria;

-l'attività cardiocircolatoria (segni di circolo).

In assenza dei parametri sopra elencati il soccorritore deve attivare il solo protocollo d'impiego del DSAE.

Dopo aver individuato l'indicazione all'impiego del defibrillatore, il soccorritore (nel nostro caso l'Operatore) deve assicurasi che *non esistano pericoli* e *controindicazioni* al suo utilizzo e deve provvedere all'accensione dello strumento già posizionato di lato al paziente. Solo in tal caso si può dare avvio alla *sequenza* che inizia con la fase di analisi del ritmo cardiaco secondo un processo gestito *automaticamente* dallo strumento.

P. Giaquinto-F. Ricciardi: MANUALE facile dell'OPERATORE SOCIO SANITARIO (O.S.S.)

157

Sarà quindi l'apparecchio medesimo a guidare l'operatore nelle fasi successive del soccorso.
Si distinguono 4 fasi corrispondenti ai principali momenti della sequenza di utilizzo del defibrillatore semiautomatico:

PRIMA FASE: *preparazione* dello strumento e collegamento dello stesso al paziente;
premere l'interruttore ON/OFF per *accendere* il monitor; seguire poi le istruzioni fornite dai messaggi vocali e su schermo, nella sequenza indicata; rimuovere gli indumenti dal torace del paziente; accertarsi che il torace del paziente sia *pulito e asciutto* (tergere il sudore e radere i peli in eccesso); aprire la confezione ed estrarre le *piastre*; controllare che le *piastre*, il *cavo* e il *connettore* a loro collegato, non siano danneggiati; rimuovere la pellicola protettiva dal retro delle piastre; controllare che il gel non sia secco; applicare fermamente le piastre sul torace del paziente seguendo lo schema stampato sul retro delle stesse; inserire infine il connettore delle piastre nell'apposita presa, individuabile dalla *spia luminosa* lampeggiante.
La *posizione delle piastre* è estremamente importante perché la defibrillazione abbia esito positivo. La posizione *sterno-apicale* è quella più indicata.
La *piastra sternale* viene applicata alla *destra* della porzione *superiore* dello sterno, *sotto la clavicola*, la *piastra apicale* viene applicata alla *sinistra del capezzolo*, con il centro della stessa a livello della linea ascellare media. Tale schema è riportato anche sulla superficie esterna delle piastre medesime.

SECONDA FASE: *analisi* del ritmo;
rilevato il collegamento delle piastre l'apparecchio inizia automaticamente l'analisi del ritmo cardiaco del paziente mentre prescrive di "non toccare il paziente"; al termine dell'analisi lo strumento può fornire due indicazioni: "scarica consigliata" o "scarica non consigliata".
Secondo il tipo di risposta l'apparecchio attiva due diverse

sequenze operative:

SCARICA CONSIGLIATA - l'apparecchio carica il proprio condensatore in preparazione all'erogazione della scarica; emette *messaggi vocali* e su schermo che indicano all'operatore la necessità di erogare la scarica; accertarsi sempre che *nessuno sia a contatto* con il paziente.

SCARICA NON CONSIGLIATA - l'apparecchio fornisce messaggi vocali e su schermo che invitano l'operatore a rivalutare i parametri del paziente: vie aeree, respiro e circolo; indica la eventuale necessità di procedere con le manovre di RCP; esegue continuamente l'analisi del ritmo.

Mentre l'apparecchio si sta caricando continua l'analisi del ritmo del paziente per evidenziare eventuali variazioni non più trattabili da scarica elettrica. Bisogna evitare il trasporto e lo spostamento del paziente durante il periodo di analisi (rischio diagnosi errata e non tempestiva).

Se lo strumento *consiglia* la scarica evitare qualsiasi movimento del paziente per almeno 15 secondi per consentire al DSAE di confermare l'analisi del ritmo; è comunque possibile disattivare la carica in qualsiasi momento premendo il pulsante ON/OFF. In tal caso l'apparato si spegne e ritorna in modalità di attesa.

Se durante la RCP lo strumento rileva un *cambiamento* del ritmo che coincide con un ritmo trattabile da scarica elettrica, invita l'operatore a sospendere le manovre per effettuare l'analisi senza interferenze esterne.

TERZA FASE: *erogazione* della scarica elettrica;

Quando l'apparecchio è pronto a erogare la scarica informa l'operatore tramite un messaggio vocale ed un segnale acustico continuo. Nel contempo è visualizzabile sullo schermo un messaggio che invita a premere il pulsante di scarica ed accende la spia lampeggiante del pulsante di scarica.

Per erogare la scarica elettrica è necessario premere il pulsante di scarica; premuto il pulsante di scarica l'apparecchio emette un messaggio vocale che conferma l'erogazione della scarica. Lo strumento riprende l'analisi del ritmo cardiaco del paziente per determinare se la scarica ha avuto esito positivo: nel caso in cui siano necessarie scariche aggiuntive l'apparecchio guida l'operatore all'erogazione necessaria.

Si ricorda che se non si preme il pulsante di scarica entro *30 secondi* dalla visualizzazione del messaggio su schermo, lo strumento disattiva la carica e fornisce una pausa per RCP.

QUARTA FASE: pausa per le manovre di verifica delle funzioni vitali ed eventuale manovra di RCP.

Lo strumento consente, se indicato, all'operatore di effettuare la RCP per un minuto. Durante la pausa sullo schermo viene visualizzata una barra che avanza gradualmente per indicare il tempo ancora a disposizione per le manovre; sullo schermo vengono inoltre visualizzati il tempo trascorso dall'accensione del monitor ed il numero di scariche erogate.

Durante l'effettuazione delle manovre di RCP è importante rispettare la frequenza di *100 massaggi al minuto* e la corretta profondità delle compressioni toraciche, alternati agli atti respiratori previsti per evitare di interferire con il processo di analisi del ritmo del defibrillatore.

Quindi sono due i *"momenti"* più importanti, strettamente connessi all'applicazione dello strumento, che condizionano l'efficacia dell'intervento del defibrillatore semiautomatico:

1. *il processo di analisi del ritmo cardiaco;*
2. *l'erogazione della scarica elettrica* in particolare per quanto riguarda la sua efficacia.

Ognuna di queste fasi può comunque essere influenzata dal tipo di intervento attuato dal soccorritore, la cui mancata osservanza delle istruzioni fornite dall'Azienda produttrice nell'uso e nella manutenzione di un DSAE potrebbe condizionare l'erogazione di shock elettrici inappropriati.

In tali casi l'operatore che ha disatteso tali istruzioni risulterebbe esposto a ripercussioni di carattere medico - legale anche importanti.

IL PROCESSO DI ANALISI DEL RITMO

Il processo di analisi del ritmo è effettuato dallo strumento secondo un algoritmo valutativo molto preciso, che dura mediamente non più di 15 secondi, ma che può essere influenzato da condizioni particolari come:

movimenti grossolani del paziente (crisi convulsive, respirazioni agoniche, movimenti indotti dai soccorritori o durante il trasporto su un mezzo di soccorso, ecc.);

imperfetta aderenza delle piastre adesive sulla cute (per presenza di sudorazione, ipertricosi, ecc.);

l'uso in vicinanza di strumentazioni elettroniche (radio, telefoni cellulari, ecc).

Ne risulta che durante la fase di analisi del ritmo da parte del defibrillatore i soccorritori non devono toccare il paziente ed anche eventuali manovre rianimatorie devono essere temporaneamente interrotte.

E' importante *evitare l'uso* di ricevitori radio o di apparati telefonici portatili durante l'analisi del ritmo ad una *distanza inferiore ai 2 metri* dal defibrillatore.

Il pulsante dello shock deve essere premuto solo quando lo strumento ha identificato un ritmo defibrillabile (FV o TV senza polso) ed ha consigliato all'operatore di premere il pulsante.

§ 4. CASI PARTICOLARI

ETÀ PEDIATRICA

L'arresto cardiaco in età pediatrica è raramente causato da FV. Si rimanda a tal riguardo ai protocolli relativi alle procedure di valutazione e trattamento dell'arresto cardiaco in età pediatrica.

Per quanto riguarda l'utilizzo del defibrillatore, le linee guida dell'American Heart Association raccomandano di *non utilizzare* i

DSAE attualmente disponibili in commercio nel soccorso *a pazienti con un peso corporeo inferiore a 25 Kg o un'età inferiore agli 8 anni.*
La problematica è connessa al fatto che tali defibrillatori semiautomatici non sono in grado di utilizzare le energie più basse richieste nella defibrillazione pediatrica.
Inoltre le piastre da impiegare per l'età pediatrica sono di dimensioni più ridotte rispetto a quelle dell'adulto e l'algoritmo di analisi del ritmo cardiaco non è stato validato per l'età pediatrica.
Per i bambini di *età superiore agli 8 anni* e con un *peso corporeo superiore a 25 kg* valgono le procedure operative stabilite per l'adulto.

IPOTERMIA

I pazienti in FV con temperatura corporea interna estremamente bassa (inferiore a 30°C) solitamente *non rispondono adeguatamente alla defibrillazione.* Anche se spesso i primi soccorritori non hanno l'equipaggiamento adatto per valutare la temperatura corporea interna, non si deve rinunciare alla defibrillazione del paziente ipotermico in Fibrillazione Ventricolare.
Pertanto, se non è ancora intervenuto il personale qualificato in grado di applicare le procedure di tipo "ALS", i soccorritori in possesso di Defibrillatore Semiautomatico dovranno procedere all'applicazione del
protocollo previsto per la eventuale defibrillazione precoce.
La sequenza *va limitata solo ai primi 3 shock,* poi proseguire con manovre di RCP, in attesa che giunga in posto il personale medico specialistico in grado di procedere alle manovre ACLS. Diversamente è necessario seguire le indicazioni della Centrale Operativa 118.

ARRESTO CARDIACO ASSOCIATO A TRAUMA

Il paziente in cui l'arresto cardiaco sopravviene come risultato diretto di un trauma maggiore raramente viene rinvenuto in fibrillazione ventricolare.

Vi è tuttavia la possibilità di riscontrare una FV anche in una persona vittima di evento traumatico, in tali casi il più delle volte l'insorgenza dell'aritmia è precedente all'evento traumatico stesso. Anche nel soggetto traumatizzato in arresto cardiaco vi è indicazione all'applicazione del defibrillatore semiautomatico ed all'attivazione della procedura della defibrillazione precoce nel caso sia riconosciuta una Fibrillazione Ventricolare. Si sottolinea che le manovre di RCP nel traumatizzato in cui l'indice di sospetto sia significativo per una *lesione a carico della colonna cervicale, è controindicata l'iperestensione del capo* mentre è *indicata l'immobilizzazione del capo in posizione neutra* e l'apertura delle vie aeree mediante sublussazione (o protrusione) della mandibola.

PAZIENTE IN ACQUA
Il paziente in arresto cardiocircolatorio, rinvenuto in un ambiente in cui è a contatto con acqua (annegamento, malore in vasca da bagno, in caso di pioggia, ecc.) va rapidamente posizionato su una superficie asciutta.
Devono essere rimossi gli indumenti bagnati del tronco, il suo torace va asciugato e deterso prima di applicare le piastre per la defibrillazione.
Come sempre bisogna accuratamente verificare che non vi siano possibilità di contatto tra il paziente ed i soccorritori o le persone presenti sulla scena nel momento in cui dovesse essere erogata la scarica elettrica.

DONNA IN GRAVIDANZA
Il protocollo della defibrillazione precoce mediante apparecchio semiautomatico nel trattamento della paziente gravida in arresto cardiocircolatorio non differisce da quello ordinario.
Le manovre di RCP vanno eseguite mantenendo possibilmente la paziente ruotata di 20 gradi circa sul lato sinistro per ridurre la compressione dell'utero sulla vena cava e garantire un maggiore ritorno venoso al cuore.

PAZIENTE PORTATORE DI PACE-MAKER

Alcuni pazienti affetti da particolari cardiopatie, possono essere portatori di un'apparecchiatura elettromedicale (il *pace-maker*) impiantata in zona sottocutanea di regola in corrispondenza della regione toracica anteriore –superiore di sinistra. In tali casi è rilevabile, in sede d'impianto, un piccolo rigonfiamento di consistenza dura e la conferma potrebbe derivare anche dalla eventuale testimonianza di persone che conoscono il paziente (di regola i familiari) se presenti sulla scena.

Nei portatori di pace-maker bisogna evitare di porre le placche adesive sulla superficie cutanea soprastante tale apparecchio; infatti una scarica elettrica erogata dal defibrillatore che raggiunga il muscolo cardiaco attraversando direttamente un pace-maker potrebbe provocare un malfunzionamento del pace-maker stesso e ridurre l'efficacia della defibrillazione.La presenza del pace-maker non controindica comunque l'attivazione del protocollo della defibrillazione precoce nel paziente in arresto cardiaco.

Si ricordi che in una persona in arresto cardiocircolatorio il pace-maker può continuare a funzionare generando impulsi che possono apparire al display del defibrillatore ed essere erroneamente interpretati come attività cardiaca valida.

In tal caso il soccorritore non deve farsi trarre in inganno, ma deve eseguire scrupolosamente quanto impartito dai messaggi vocali e visivi impartiti dallo strumento.

L'assenza o presenza di attività cardiaca meccanica deve essere valutata attraverso la ricerca di segni di circolo.

§ 5. LA MANOVRA DI HEIMLICH

Abbiamo visto in precedenza che l'Operatore, tra gli altri compiti che svolge quotidianamente, spesso supporta l'utente *durante il pasto*; e, soprattutto con utenti anziani, con difficoltà masticatorie, o disfagici, potrebbe trovarsi in situazioni di emergenza legate all'assunzione di cibo.

P. Giaquinto-F. Ricciardi: MANUALE facile dell'OPERATORE SOCIO SANITARIO (O.S.S.)

164

Vediamo quindi, sempre in tema di primo soccorso, come prevenire e/o affrontare le eventuali situazioni di emergenza durante lo svolgimento della mansione: quando un corpo estraneo, sia esso cibo o un piccolo oggetto, va ad *ostruire* in maniera parziale o totale *le vie respiratorie*, occorre intervenire tempestivamente affinché le vie aeree siano liberate rapidamente: la manovra idonea a far ciò è detta *manovra di Heimlich*.

IN CASO DI OSTRUZIONE PARZIALE: quando il corpo estraneo occlude solo parzialmente il passaggio di aria nei polmoni, di solito la vittima   tossisce   con   sibili   respiratori; Si dovrà *solo incoraggiare* la vittima senza ulteriori manovre. Se il tentativo della vittima non ha successo e si verifica un aumento delle difficoltà respiratorie, (stridore inspiratorio, tosse debole ed eventuale comparsa di cianosi) l'ostruzione parziale dovrà essere trattata come una ostruzione completa.

IN CASO DI OSTRUZIONE COMPLETA: la vittima, generalmente seduta o in piedi, dà segni di soffocamento portandosi le mani al collo (segnale universale di ostruzione delle vie aeree) e non sarà in grado di parlare né di tossire.

Se non si interviene tempestivamente tentando di disostruire le vie aeree, la vittima non essendo più in grado di ossigenarsi perderà coscienza entro pochi minuti, andando successivamente in arresto cardiocircolatorio.

In questo caso si pone in essere la manovra di Heimlich che si effetta in *due o più fasi*, con il paziente in piedi o seduto.

PRIMA FASE
il soccorritore si pone lateralmente al paziente e fa flettere il busto in avanti, posa la mano sinistra sulla fronte e iperestende il capo, esegue con la mano destra 5 pacche nella zona interscapolare *dal basso verso l'alto*.

Se questa manovra *non è sufficiente* a disostruire le vie respiratorie si esegue la:

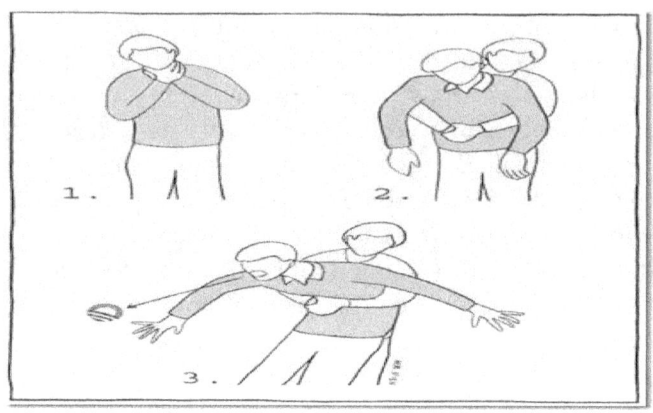

SECONDA FASE

1) il soccorritore si dispone alle spalle del paziente e,
2) cingendolo con le braccia,

trova il *punto di compressione* facendo con la mano sinistra una "C"
pollice indice, dove l'indice troverà l'ombelico e il pollice la parte
inferiore dello sterno (*processo xifoideo*), pone l'altra mano a pugno
chiuso pollice interno al centro della C, afferra il pugno con la
mano sinistra e compie **5 compressioni** (1 *ogni 2 secondi*) *antero-
posteriori*, dal basso verso l'alto (movimento *a cucchiaio*).

Nel caso di *persona incosciente*, bisogna adagiarlo supino sul
pavimento, iperestendergli il capo e controllare la cavità orale; se
il corpo estraneo non è visibile e non può essere rimosso, il
soccorritore esegue *due insufflazioni*; se il passaggio dell'aria è
ancora ostruito si adotta la manovra del *massaggio cardiaco esterno*;
al termine si ricontrolla la cavità orale e se la situazione è ancora
invariata si ripete il tutto sino al ripristino del respiro.

Nel caso si soccorra una persona priva di coscienza e *non vi siano
testimoni della sospetta occlusione da corpo estraneo*, si procederà
come Rianimazione Cardio-Polmonare da BLS.

CAPO TREDICESIMO

CENNI DI GERIATRIA E GERONTOLOGIA

Flora Ricciardi

§ 1. DEFINIZIONE E CENNI SULL'EVOLUZIONE

La *geriatria* (dal greco γέρων, *vecchio, anziano,* e ἰατρεία, *cura*) è una disciplina medica che studia le malattie che si verificano nell'anziano e le loro conseguenze disabilitanti, con l'obiettivo fondamentale di *ritardare il declino funzionale e mentale,* mantenendo al contempo l'autosufficienza e la miglior qualità di vita possibile.

La *gerontologia* è, invece, una *branca della geriatria* che cerca di identificare i *meccanismi biologici dell'invecchiamento* e della senescenza, oltre che osservare gli aspetti sociali e psicologici che si verificano nella terza età, e che sono in grado di influenzare direttamente lo stato di salute e l'insorgenza delle malattie tipiche della persona anziana.

In Italia l'affermazione della geriatria avvenne a livello universitario negli anni '60: il nostro Servizio Sanitario Nazionale non prestò particolare attenzione, al contrario di quello inglese al quale si ispirò, all'organizzazione delle cure alla persona anziana; le conseguenze sono evidenziate dalla frammentarietà delle cure e dalle differenze regionali. Tuttavia, si costituirono *Centri Geriatrici Regionali* (con il Geriatra come consulente ed esperto), dedicati alla prevenzione e alla cura delle malattie della vecchiaia; si riconobbe così il ruolo specialistico della geriatria.

Nel 1950, su iniziativa di E. GREPPI (Università di Firenze) si costituì a Firenze la *Società Italiana di Gerontologia e Geriatria* (SIGG); la sua mission era "*promuovere e coordinare gli studi sulla fisiopatologia della vecchiaia, nonché quello di affrontare anche nei suoi aspetti di ordine sociale, il grave e complesso problema della vecchiaia*".

La disciplina "Geriatria e Gerontologia" si è progressivamente

P. Giaquinto-F. Ricciardi: MANUALE facile dell'OPERATORE SOCIO SANITARIO (O.S.S.)

167

affermata a livello accademico e sanitario per affrontare due problemi oggettivi: uno demografico, rappresentato dal progressiva aumento della vita media della popolazione, ed uno epidemiologico, cioè l'aumento delle malattie croniche degenerative e della conseguente disabilità, più o meno rilevante. Solo nel 1986 viene fondata la *Società Italiana dei Geriatri Ospedalieri* (SIGOS), che si prefigge di identificare compiti e funzioni specifiche della Geriatria ospedaliera, e di qualificarne le attività promuovendo la lotta all'emarginazione dei pazienti anziani, alla loro disabilità ed alla cronicizzazione delle malattie in occasione dei ricoveri ospedalieri.

Nel 2000 su iniziativa di I. VENERANDI (Ospedale degli infermi di Cherasco) si ha la nascita della *Federazione Italiana Operatori Geriatrici* (FIOG), la quale permette l'accesso a tutti gli operatori del settore alla disciplina geriatrica. Fino ad allora, infatti, i congressi erano rivolti per lo più alla classe medica. L'alto livello accademico ed il costo di iscrizione impegnativo, impediva spesso la partecipazione di infermieri, assistenti di base e famigliari. La Fiog pretendeva e pretende un livello comprensibile delle relazioni ai propri relatori.

In Italia il 50% delle giornate di degenza è per le persone con più di 65 anni; uno dei principali obiettivi è quindi quello di operare in collegamento con la medicina territoriale per realizzare la *"continuità assistenziale"*, intesa come medicina coordinata e collaborativa anche in senso verticale fra i diversi tipi di cura (primarie, secondarie e terziarie); il coordinamento si realizza su analoghe metodologie applicate nel processo curativo-assistenziale nei diversi *setting* (l'ospedale, le residenze per gli anziani e l'assistenza domiciliare); solo in questo modo è realizzabile un'efficace *long-term care*.

Il processo curativo assistenziale della persona anziana si basa sulla *valutazione multidimensionale geriatrica* (VMD), che valuta i diversi componenti che concorrono allo stato di salute e di benessere dell'anziano, e cioè i versanti *biologico, psicologico* e *sociale.* Lo strumento più qualificato per questo scopo è il cosiddetto *Inter Rai;* la sua utilizzazione prevede la *collaborazione interdisciplinare* (in particolare di *infermiere, assistente sociale, Operatore* e *riabilitatore,* oltre al *geriatra* ed al *medico di famiglia*) nella promozione degli interventi, anche preventivi oltre che curativi, per assicurare la migliore cura-assistenza all'anziano, e tenendo sempre presente l'obiettivo primario rappresentato dalla conservazione della autosufficienza e di una buona qualità di vita. Già da allora si parlava di *anziano fragile,* portatore di problemi complessi da gestire in maniera integrata.

§ 2. IL SERVIZIO SANITARIO NAZIONALE E LA GERIATRIA

Nel 1994 il *Piano Sanitario Nazionale* finalmente prendeva iniziative per il crescente numero di anziani. Esso conteneva riferimenti importanti nel Progetto Obiettivo Anziani: "*gli anziani ammalati, compresi quelli colpiti da cronicità e da non autosufficienza, devono essere curati senza limiti di durata nelle sedi più opportune, ricordando che la valorizzazione del domicilio come luogo primario delle cure costituisce non solo una scelta umanamente significativa, ma soprattutto una modalità terapeutica spesso irrinunciabile*"; è istituita l'*Unità di Valutazione Geriatrica* (UVG); si potenziano servizi come il Day Hospital e l'assistenza domiciliare anche integrata - compresa l'ospedalizzazione a domicilio e le prestazioni riabilitative - prevedendo in casi specifici l'assegno di cura per mantenere l'anziano in famiglia; si pone inoltre attenzione alla qualità delle strutture a varia tipologia che accolgono gli anziani con maggior grado di disabilità e con maggior numero di patologie.

La *regionalizzazione* del Servizio Sanitario Nazionale, che alla sua istituzione poco prevedeva per la popolazione anziana, e la genericità delle indicazioni fornite dal Ministero della Sanità e poi della Salute, hanno provocato purtroppo un'*estrema variabilità* dell'attivazione dei servizi geriatrici territoriali, nonostante l'eguale assegnazione di fondi governativi (quota *pro capite*).

La geriatria, nonostante il Piano Obiettivo Anziani, *non ha avuto gli sviluppi prevedibili ed auspicati* in base ai rilievi epidemiologici e demografici: ed anche a livello accademico si insegna prevalentemente la geriatria ospedaliera, anche se la maggior parte degli anziani sono allocati sul territorio.

La geriatria ha come obiettivo fondamentale la continuità delle cure e dell'assistenza, che si realizza assicurando uniformità dei trattamenti nei diversi setting curativi, e tenendone presente i relativi costi e le evidenze di efficacia.

Purtroppo *mancano* al momento *regole ed indirizzi* per *standardizzare* i processi e le metodologie curative ed assistenziali nelle strutture per anziani, dove sono ospiti circa 200.000 pazienti: essi richiedono come strumento di lavoro la valutazione multidimensionale geriatrica. Ciò è da attribuire anche al lento trasferimento culturale delle procedure geriatriche, che si verifica già nei corsi di laurea sanitari e nei corsi di aggiornamento obbligatorio.

§ 3. L'INVECCHIAMENTO E LE PRINCIPALI MALATTIE

L'invecchiamento è definibile come un "processo di trasformazione psichico-fisica *non dovuta a malattia,* che interviene nell'individuo dopo la maturità".

Circa i motivi della trasformazione del corpo ed il suo progressivo deterioramento, esistono numerose correnti di pensiero; ricordiamo le due principali teorie:

-secondo la *prima,* l'organismo invecchierebbe a causa dell'*aggressione di agenti esterni* che porterebbe ad una progressiva modifica degli elementi strutturali delle cellule;

-la *seconda* invece riconosce nell'invecchiamento una causa legata al nostro *patrimonio genetico,* che avrebbe posto un limite massimo alla nostra sopravvivenza.

La vecchiaia si manifesta sotto diversi aspetti, a cominciare dalla *modificazione dell'aspetto esteriore* di una persona, spesso accompagnate da *crisi di tipo psicologico* legate all'idea di progressiva *"inutilità"* che può accompagnare la persona nel suo cammino senile, fino alla *trasformazione del suo ruolo nella società,* che *da attivo* diventa *passivo* (si pensi al ritiro dal lavoro e al pensionamento).

Le principali patologie che accompagnano l'anziano possono essere fondamentalmente di *quattro tipi*:

-malattie dell'apparato *muscolo-scheletrico*;

-malattie dell'apparato *cardiocircolatorio*;

-malattie dell'apparato *cognitivo*;

-malattie *neurologiche*.

Tra le prime ricordiamo l'*osteoporosi*, che comporta una progressiva diminuzione del tessuto osseo la cui conseguenza principale è una ridotta resistenza a fratture o altri traumi; la carenza di calcio, l'abuso di fumo, farmaci e la scarsa attivitò fisica sono da annoverarsi tra le probabili cause; le *artropatie degenerative*, che comportano infiammazioni croniche a carico delle articolazioni (mani, piedi, ginocchia, schiena e anche) che, limitando la possibilità di movimento, accelerano il processo di invecchiamento.

Le patologie più frequenti che riguardano l'apparato cardio-circolatorio sono invece quelle legate al progressivo *indurimento* delle arterie (*arteriosclerosi*), facendo compiere uno sforzo maggiore al cuore per assicurare la circolazione corretta del sangue in tutto l'organismo; tale sforzo, prolungato nel tempo, crea danni irreversibili nel muscolo cardiaco.

Numerose sono le patologie a carico dell'apparato cognitivo, significativamente diverse secondo il sesso, la scolarità, le esperienze di vita e le relazioni sociali; si possono comunque dividere in due gruppi: gli *stati confusionari*, e le demenze vere e proprie.

STATI CONFUSIONALI E DEMENZE

Alcuni stati febbrili, l'assunzione di alcuni farmaci o una degenza protratta, possono favorire l'insorgenza delle patologie del *primo gruppo*; gli stati confusionali sono manifestazioni di disorientamento spazio-temporale accompagnate da ansia e irritabilità; la persona confusa non riesce a formulare, con la consueta abilità pensieri coerenti e chiari, e non riesce a dare risposte precise a domante elementari e riguardanti la sua sfera personale; può avere disturbi del sonno.

Il *secondo gruppo* annovera al suo interno invece le vere e proprie malattie legate ad un decadimento permanente della funzione cognitiva. Ricordiamo tra le principali l'*ictus*, che è l'struzione o la rottura di una delle arterie che garantiscono la corretta circolazione del sangue nel cervello. L'evento, quando non comporta la morte del soggetto, danneggia in modo grave la sua capacità sia motoria (con paresi totale o parziale) sia cognitiva (con problemi di linguaggio e memoria) che sensoriale (con perdita della sensibilità).

§ 4. IL MORBO DI ALZHEIMER

Il morbo di Alzheimer è una *demenza progressiva invalidante* più frequente nel soggetto anziano ma che può manifestarsi anche prima dei cinquant'anni.

Prende il nome dal suo scopritore, ALOIS ALZHEIMER. La malattia (o morbo) di Alzheimer è oggi definito come quel "processo degenerativo che distrugge progressivamente le cellule cerebrali, rendendo a poco a poco l'individuo che ne è affetto incapace di una vita normale". In Italia ne soffrono circa 800 mila persone, nel mondo 26,6 milioni, con una netta prevalenza di donne.

Definita anche "demenza di Alzheimer", viene appunto catalogata tra le demenze essendo un deterioramento cognitivo cronico progressivo. Tra tutte le demenze quella di Alzheimer è la più comune rappresentando, a seconda della casistica l' 80-85% di tutti i casi di demenza.

Le persone affette iniziano con deficit di memoria quotidiana, dimenticandosi piccole cose, poi mano a mano il deficit aumenta e la perdita della memoria arriva a colpire anche la memoria episodica retrograda. Una persona colpita dal morbo può vivere anche una decina di anni dopo la diagnosi conclamata di malattia.

P. Giaquinto-F. Ricciardi: MANUALE facile dell'OPERATORE SOCIO SANITARIO (O.S.S.)

172

Col progredire della malattia le persone non solo presentano deficit di memoria, ma risultano deficitarie nelle funzioni strumentali mediate dalla corteccia associativa e possono pertanto presentare afasia, aprassia, fino a presentare disturbi neurologici e poi internistici. Pertanto i pazienti necessitano di continua assistenza personale.

La malattia è dovuta a una diffusa *distruzione di neuroni*, causata principalmente dalla *betamiloide*, una proteina che depositandosi tra i neuroni agisce come una sorta di collante, inglobando placche e grovigli *neurofibrillari*. La malattia è accompagnata da una forte diminuzione di *acetilcolina* nel cervello (si tratta di un neurotrasmettitore: una molecola fondamentale per la comunicazione tra neuroni, e dunque per la memoria e ogni altra facoltà intellettiva). La conseguenza di queste modificazioni cerebrali è l'impossibilità per il neurone di trasmettere gli impulsi nervosi e quindi, più o meno lentamente, la morte.

§ 5. IL MORBO DI PARKINSON

Nel 1817 il dottor JAMES PARKINSON pubblicò il trattato intitolato *"Essay on the Shaking Palsy"* (Saggio sul tremolio non volontario). Il saggio esponeva il caso di sei pazienti con una sintomatologia caratterizzata dalla presenza di un "tremolio involontario, con diminuita forza muscolare, degli arti non in movimento, con la propensione a piegare il tronco in avanti ed a passare dal camminare al correre, senza alterazioni della sensibilità e dell'intelletto".

Descrisse in tal modo la malattia che ancora oggi porta il suo nome.

La malattia di Parkinson è diffusa ovunque e si manifesta, seppure con diversa incidenza, in tutte le varianti di etnia, genere e ceto. Rappresenta quantitativamente la seconda malattia neurodegenerativa dopo la malattia di Alzheimer, con una prevalenza stimata, con significative differenze territoriali, intorno a 300 casi ogni 100.000 persone, pari a circa 150.000 pazienti in tutt'Italia.

P. Giaquinto-F. Ricciardi: MANUALE facile dell'OPERATORE SOCIO SANITARIO (O.S.S.)

173

È lievemente più frequente nel sesso maschile, si manifesta nella sua forma più tipica nella sesta decade di vita e tende a divenire sempre più frequente con il progredire dell'età; talvolta può insorgere anche prima dell'età di 40 anni (5-10% dei casi).

I SINTOMI
I sintomi fondamentali della malattia di Parkinson sono quattro:
1) il *tremore*, che si manifesta tipicamente a riposo, cioè con il segmento interessato in posizione di riposo (differente dal tremore che compare soprattutto nell'esecuzione dei movimenti, come nel tremore essenziale), inizialmente asimmetrico;
2) la *bradicinesia*, ossia la lentezza nell'esecuzione dei movimenti, e l'*ipocinesia*, cioè la ridotta ampiezza e quantità dei movimenti;
3) la *rigidità muscolare*, che il paziente avverte come sensazione di tensione muscolare talora dolorosa, rilevabile obiettivamente per la presenza di una resistenza alla mobilizzazione passiva delle articolazioni, con un tipico andamento a scatti, definito "ruota dentata";
4) le alterazioni della postura e dell'equilibrio, che si verificano di solito più tardivamente rispetto ai sintomi precedenti.
Altre manifestazioni cliniche, spesso già presenti nella fase iniziale nei pazienti con malattia di Parkinson, sono:
-una anomala fissità della mimica facciale (*ipomimia*);
-l'eccessiva salivazione (*scialorrea*);
-l'alterazione della scrittura, con caratteri progressivamente più piccoli (*micrografia*);
-la modificazione della voce e della parola, di più basso volume (*ipofonia*) e talora più rapida (*tachifemia*).
La diagnosi di malattia di Parkinson è in molti casi complessa, soprattutto rispetto ad altre sindromi neurodegenerative che presentano manifestazioni simili (per questo detti *parkinsonismi*), ma caratterizzate da aspetti clinici *atipici* non sempre evidenti nei primi anni di malattia e da un decorso solitamente più rapido ed invalidante. In questi casi l'utilizzo di esami diagnostici strumentali, come la Risonanza Magnetica dell'encefalo o la SPECT

cerebrale con DAT-Scan, può essere di supporto per una diagnosi più accurata. Non sono tuttora disponibili accertamenti diagnostici che consentano di differenziare con certezza la malattia di Parkinson propriamente detta dalle altre forme di parkinsonismo.

CAUSE

La malattia di Parkinson è conseguenza di un *processo neurodegenerativo*, probabilmente sostenuto dalla interazione di fattori predisponenti di natura genetica e di fattori ambientali, che porta alla formazione all'interno delle cellule nervose di aggregati proteici anormali, contenenti soprattutto la proteina alfasinucleina, detti *corpi di Lewy*. Tale processo si verifica in diversi centri del sistema nervoso e coinvolge vari neurotrasmettitori. L'aspetto più noto e rilevante è la progressiva degenerazione delle *cellule dopaminergiche* localizzate nella sostanza nera del mesencefalo, che precede anche di molti anni l'insorgenza dei disturbi motori, conclamati solo quando oltre il 60% delle cellule risultano perdute. La dopamina interviene in un circuito neuronale, detto *nigro-striatale*, fondamentale nell'integrare tra loro le attività di percezione, memorizzazione, apprendimento ed esecuzione motoria.

TRATTAMENTO FARMACOLOGICO

Il trattamento farmacologico attuale della malattia di Parkinson si basa principalmente sulla *correzione del deficit di dopamina*, anche se sono in fase di sperimentazione farmaci in grado di agire anche su altri neurotrasmettitori coinvolti. I farmaci attualmente utilizzati sono la *levodopa*, precursore naturale della dopamina e somministrata in associazione con un farmaco inibitore dell'enzima decarbossilasi; i *dopaminoagonisti*, che stimolano direttamente i recettori encefalici della dopamina ed alcuni inibitori enzimatici (entacapone, tolcapone, selegilina, rasagilina) che agiscono aumentando la disponibilità della dopamina nel cervello. La favorevole risposta terapeutica al trattamento con farmaci dopaminergici è di solito così evidente nella fase iniziale della malattia di Parkinson da costituire un ulteriore criterio di conferma della diagnosi.

Tuttavia in molti casi questa fase di buon compenso terapeutico, la cosiddetta "luna di miele", ha una durata limitata.

Dopo un periodo di tempo variabile, generalmente *alcuni anni*, la risposta terapeutica può diventare irregolare e di breve durata. Questa variazione di risposta terapeutica porta alla fase "complicata" della malattia, caratterizzata dalla comparsa di *fluttuazioni motorie* (che consistono nell'alternarsi, durante l'arco della giornata, di periodi di buon compenso motorio con periodi di ridotta mobilità e globale peggioramento) e *discinesie* (movimenti involontari di tipo coreico o distonico, associati generalmente ai momenti di massima attività del trattamento dopaminergico), ed anche da effetti collaterali psichici e comportamentali dovuti alla stimolazione di recettori della dopamina localizzati in altre aree dell'encefalo. In questa fase l'obiettivo terapeutico mira a stabilizzare i benefici del trattamento senza indurre effetti collaterali invalidanti, con strategie che prevedono ad esempio il frazionamento delle terapie in dosi piccole e frequenti, la loro attenta collocazione temporale nell'arco della giornata, rispettando esigenze funzionali e interazioni con i pasti (i cibi proteici possono infatti ridurre l'assorbimento della levodopa), l'introduzione di nuovi farmaci per bilanciare i possibili effetti collaterali.

SINTOMI PSICHICI

Alcuni sintomi psichici della malattia possono essere sostenuti da una ridotta oppure una eccessiva attivazione dei sistemi dopaminergici. L'apatia e la depressione sono manifestazioni comuni in molti pazienti affetti da malattia di Parkinson, anche in fase iniziale. Negli stessi soggetti un'eccessiva stimolazione dopaminergica farmacologica può favorire comportamenti disinibiti e disturbi del controllo degli impulsi (comprendenti ad esempio il gioco d'azzardo patologico, lo shopping compulsivo, il collezionismo afinalistico, l'ipersessualità) e talora anche quadri psicotici di tipo allucinatorio e delirante. Raggiungere una risposta terapeutica equilibrata rappresenta un obiettivo complesso da perseguirsi adattando la prescrizione farmacologica alla situazione di ciascun paziente, sulla base delle informazioni che il paziente stesso, i familiari o chi assiste il paziente devono raccogliere e riportare con chiarezza al medico in un rapporto di piena "alleanza terapeutica".

IL TRATTAMENTO CHIRURGICO
Quando le complicanze del trattamento non consentono ulteriori margini di compenso farmacologico è possibile far ricorso a procedure terapeutiche avanzate di *tipo chirurgico*. La stimolazione cerebrale profonda è a tutt'oggi il trattamento più effi cace della fase avanzata della malattia di Parkinson e consiste nel posizionamento attraverso un intervento neurochirugico stereotassico di elettrodi a livello di alcuni nuclei cerebrali implicati nella fi siopatologia dei sintomi parkinsoniani, con conseguente miglioramento clinico e riduzione della terapia farmacologica. In alternativa l'infusione intraduodenale di levodopa tramite posizionamento di una sonda gastroduodenale percutanea consente una somministrazione continua della terapia dopaminergica, non influenzata dalla variabilità di assorbimento, spesso con signifi cativa ripresa di efficacia ed attenuazione degli effetti collaterali del trattamento.

CAPO QUATTORDICESIMO

NOZIONI DI PSICOLOGIA
Pietro Giaquinto

§ 1. LA SCIENZA PSICOLOGICA. CENNI STORICI E ORIENTAMENTI TEORICI
La Psicologia è la scienza che studia *la mente umana, il comportamento, le relazioni tra gli individui e i vari disturbi mentali.*
Essa ha diverse ramificazioni ed ogni branca approfondisce lo specifico aspetto oggetto di studio a cui si riferisce. Si parla pertanto di *psicologia* della *personalità,* di *comunità,* del *colloquio psicologico,* della *tossicodipendenza, sociale,* delle *dinamiche familiari, giuridica, clinica,* o *psicopatologia.*
Ognuna di esse dedica l'attenzione verso tematiche specifiche pertinenti alla materia da studiare.
All'interno della scienza psicologica si possono distinguere diversi orientamenti di studio, ognuno dei quali privilegia un particolare ambito di ricerca, tra questi è importante annoverare:
-*l'orientamento psicoanalitico:* che enfatizza lo studio dei processi psichici attuando una sorta di scavo archeologico, come sosteneva FREUD (padre della psicoanalisi), nell'inconscio e nel vissuto del soggetto e portare alla coscienza contenuti interni rimossi; l'orientamento *cognitivo- comportamentale:* che punta l'attenzione invece sul comportamento visibile e mira a modificare variabili disfunzionali;
-*l'orientamento sistemico- relazionale:* valuta invece il problema come il prodotto di un contesto familiare che funziona male ed è compito dello psicologo sostituire le regole disfunzionali con delle regole funzionali che controllano l'intero sistema familiare.

L'IMPORTANZA PER L'O.S.S
È importante che l'Operatore Socio Sanitario abbia acquisito nel corso della sua preparazione e successiva formazione periodica, delle nozioni di psicologia per diversi motivi:
-per conoscere le varie tipologie di disturbi e assumere

atteggiamenti adeguati dinanzi a determinate situazioni (per es. se si lavora con utenti *schizofrenici* è importante che conosca le caratteristiche della patologia e come interagire con essi in particolari situazioni);

-per sviluppare la comunicazione e modificare lo stile comunicativo;

-per contribuire a creare un clima collaborativo con gli utenti, le rispettive famiglie e l'équipe di lavoro;

-per capire le dinamiche di gruppo e svolgere un lavoro sinergico e di rete con le altre figure professionali nell'ambito dell'assistenza;

-per conoscere i limiti, le potenzialità e il vissuto di una determinata persona e iniziare, grazie alla raccolta delle informazioni anamnestiche, ad analizzare e a valutare la situazione familiare, personale, sociale, affettiva e relazionale dell'utente.

L'Operatore, che lavora in un contesto complesso e piuttosto delicato in quanto ha a che fare con la sofferenza umana e con tipologie di utenza che possono manifestare sintomi e patologie di una certa gravità con le quali bisogna adottare delle misure preventive e comportamentali adeguati, è buona prassi che mastichi un pò di nozioni psicologiche, soprattutto afferenti la psicologia della comunicazione e del comportamento. E poichè lavorare nel sociale significa farsi carico dei disagi e della sofferenza altrui, è importante mettere in atto anche un certo *distacco emotivo* e nel contempo cercare di *empatizzare* con l'utente (creando una certa sintonia con il suo vissuto).

§ 2. IL CONCETTO DI COMUNICAZIONE

La comunicazione è *il primo strumento e veicolo di socializzazione*. Attraverso il canale della comunicazione si stabiliscono le relazioni, ovvero le interazioni tra gli individui e si creano i rapporti.

L'essere umano non può non comunicare, ed infatti la comunicazione non ha un suo opposto; anche il silenzio è

pertanto una forma di comunicazione.
Esistono diversi *tipi* di comunicazione, che si possono riassumere in due grandi categorie:
-una comunicazione *verbale* o *modulo numerico*, caratterizzata dallo scambio di informazioni contenuti interni e pensieri tramite il linguaggio;
-una comunicazione *non verbale* o *modulo analogico*, caratterizzata invece dalla gestualità, mimica, espressione facciale, postura, timbro e tono della voce ovvero il cosiddetto "linguaggio del corpo".
La comunicazione non verbale, però, non viene sempre interpretata allo stesso modo; ciò dipende dalla soggettiva e personale interpretazione delle emozioni e da ciò che il trasmettitore riesce a trasferire al ricevitore del messaggio. Possono entrare in gioco vissuti personali e modalità soggettive di vivere e interpretare uno stato d'animo o un'emozione, che possono poi essere interpretate in modo diverso da ricevente a ricevente.

I 5 ASSIOMI DELLA COMUNICAZIONE
Alla comunicazione vengono riconosciuti *5 assiomi* (o leggi fondamentali):
1. *Non si può non comunicare*: qualsiasi comportamento, le parole, ma anche i silenzi, l'attività o l'inattività hanno tutti valori comunicativo e influenzano gli altri interlocutori. In sostanza, non si può evitare di comunicare: il nostro comportamento è già di per sé un messaggio. Per esempio: chi accoglie una persona in silenzio non può evitare di comunicare una sensazione di freddezza;
2. *Ogni comunicazione ha un aspetto di contenuto e uno di relazione*. Non si trasmettono cioè solo messaggi, ma anche le chiavi per comprenderli. Per esempio il messaggio *"fai attenzione"* viene compreso, a seconda del tono e dei gesti, come minaccia, o preghiera o ordine oppure raccomandazione;
3. *La natura di una relazione dipende dall'intenzione tra i comunicanti.*

Se lo stesso punto di vista rimbalza senza modifiche fra due persone si realizza una condizione di comunicazione problematica in cui ognuno rimane sulle sue posizioni. Per esempio: il marito si chiude in se stesso e così via;

4. *Gli esseri umani comunicano sia col modulo numerico* (= le parole) sia con quello analogico (= gesti, espressioni del viso, inflessioni della voce, sequenza, ritmo e cadenza delle parole);

5. *Tutti gli aspetti di comunicazione sono simmetrici* (se basati sull'eguaglianza: per esempio. Tu urli e io urlo) *o complementari* (se basati sulla differenza: per esempio. Tu mi urli e io mi metto a disposizione). Alcune relazioni (esempio. Insegnante – allievo, medico – paziente) sono complementari *per natura*. Importante è che le due modalità non si fossilizzano mai (esempio. Tu sei sempre arrogante e io rispondo sempre in modo arrogante).

LA COMUNICAZIONE NEL GRUPPO DI LAVORO

Abbiamo visto in precedenza che un gruppo di lavoro è costituito da *un insieme di individui che interagiscono tra loro con una certa regolarità, nella consapevolezza di dipendere l'uno dall'altro e di condividere gli stessi obiettivi e gli stessi compiti.* Ognuno svolge un ruolo specifico sotto la guida di un leader, basandosi sulla circolarità della comunicazione e provvedendo al benessere dei singoli. Perché un gruppo possa evolversi e maturare nel tempo e per permettere una maggiore collaborazione tra i suoi membri ed una loro partecipazione più attiva, è necessario che si passi dalla semplice interazione ad una vera e propria integrazione, affinché i partecipanti al gruppo possano condividere bisogni ed esigenze. Ed abbiamo verificato l´ opportunita´ di introdurre una metodica basata su principi etici da applicare a casi concreti, sottolineando il ruolo fondamentale della comunicazione tra gli appartenenti al gruppo. Vediamo adesso cosa si intende per "comunicare".

La comunicazione è il *processo chiave* che permette il funzionamento del lavoro di gruppo poiché permette lo scambio di informazioni finalizzato al raggiungimento dei risultati. Essa presuppone tre livelli: *interattivo, informativo* e *trasformativo*. La comunicazione infatti permette di creare interazioni, relazioni; facilita lo scambio di informazioni e conoscenze inerenti al lavoro; produce dei cambiamenti.

L'O.S.S, come detto, (*cfr*, capo terzo), deve saper lavorare in *equipe* e condividere saperi e nozioni con il gruppo di lavoro. Se è inserito all'interno di una comunità terapeutica deve saper creare una *sinergia* con gli altri membri del gruppo.

L'Operatore quindi *da un lato* è tenuto a *comunicare* tutte le vicende che accadono all'interno del luogo di lavoro e a *condividere* o chiedere consigli e informazioni sulle strategie da adottare, *dall'altro* a non divulgare notizie e fatti personali degli utenti o ciò che accade all'interno del posto di lavoro; deve mantenere cioè il *segreto professionale* e una certa riservatezza nello svolgimento del suo lavoro.

Un ottimo metodo per avere sempre una certa circolarità e un confronto con gli altri componenti del gruppo è quello di utilizzare un tipo di comunicazione *assertiva* che porta a creare un clima partecipativo e di condivisione ed idonea a superare problematiche di *scarsa sintonia* tra i colleghi: uno stile comunicativo adeguato sicuramente agevola evitando possibili incomprensioni.

§ 3. I MECCANISMI DI DIFESA: CARATTERISTICHE GENERALI

I meccanismi di difesa sono utilizzati inconsciamente per salvaguardare l'Io, allo scopo di ridurre il conflitto o l'angoscia ed evitare qualche sentimento minaccioso come un dolore insopportabile o un trauma. I meccanismi di difesa possono essere un normale funzionamento dell'Io, sono solitamente inconsci, sono mutevoli e sono spesso associati a stati psicologici diversi. Vengono suddivisi in: difese *primarie, primitive, di ordine inferiore, arcaiche*; difese *secondarie, di ordine superiore, mature e più evolute*.

Tra le difese primarie primitive vengono distinte:

1) Ritiro primitivo
2) Diniego

3) Controllo onnipotente
4) Idealizzazione e svalutazione primitiva
5) Proiezione, introiezione, identificazione proiettiva
6) Scissione dell'io
7) Dissociazione

IL RITIRO PRIMITIVO consiste nell'*evasione da situazioni sociali o interpersonali, sostituendo lo stimolo del proprio mondo fantastico interiore alle tensioni della relazione con gli altri* (i soggetti che utilizzano tale meccanismo difensivo evitano il contatto con gli altri). Lo svantaggio di questo tipo di difesa è che si assiste ad una fuga psicologica della realtà e le persone *si chiudono nel proprio interiore,* ponendo una certa resistenza a farsi coinvolgere sul piano emotivo. Il vantaggio è che richiede una scarsa distorsione della realtà, ma vi è un distacco dal mondo.

IL DINIEGO è il *rifiuto dell'accettazione che le esperienze spiacevoli possono accadere.* Esso opera automaticamente in ognuno di noi ed è la prima reazione a qualunque avvenimento catastrofico. Molti di noi utilizzano il diniego per rendere la vita meno sgradevole; (ad esempio rifiutare di fare controlli medici per paura di scoprire di avere una malattia; negare la pericolosità di aver un partner violento; alcolisti che ritengono di non aver nessun problema col bere). Tra gli aspetti negativi vi è la negazione della pericolosità di una determinata azione come se magicamente può essere evitata.

IL CONTROLLO ONNIPOTENTE è la *sensazione di poter avere il controllo del mondo e di poterlo influenzare producendo qualche effetto.* Alcune persone hanno un bisogno irresistibile di provare un senso di controllo onnipotente e di interpretare le esperienze come frutto del proprio illimitato potere. Avere potere sugli altri è un piacere centrale per gli individui con personalità dominate dal controllo onnipotente, tali persone si trovano coinvolti in ambiti dove c'è una certa quota di rischio e dove sia alta la possibilità di esercitare potere.

L'IDEALIZZAZIONE E SVALUTAZIONE PRIMITIVA vengono frequentemente utilizzate dall'individuo. L'idealizzazione è il *bisogno di attribuire un valore e un potere speciale alle persone da cui dipendiamo emotivamente* e che possono aiutarci a battere il terrore interno che proviamo di non farcela, di sentirci imperfetti. In certe persone il bisogno di idealizzare è maggiore e si ha la convinzione che qualcuno cui è possibile attaccarsi sia onnipotente e che, attraverso la fusione con l'Altro, sia possibile salvarsi. Quanto più ci si sente dipendenti, tanto maggiore è la tentazione a idealizzare.

La svalutazione primitiva *è l'opposto del bisogno di idealizzazione*. Quanto più un oggetto è stato idealizzato tanto più viene svalutato, le modalità arcaiche dell'idealizzazione vengono svalutate. Es. (essere considerati su un piedistallo e poi trascinati nella polvere al minimo errore).

LA PROIEZIONE, L'INTROIEZIONE E L'IDENTIFICAZIONE PROIETTIVA sono processi difensivi più *primitivi*: La proiezione è il processo per cui *qualcosa di interno viene considerato come proveniente dall'esterno*, (per esempio non vado bene a scuola ed è colpa dei professori). L'introiezione si ha invece quando *si considera proveniente all'interno qualcosa che in realtà è esterno*. L'utilizzo dell'introiezione in chiave psicopatologica si può riscontrare ad *esempio* nella *depressione legata ad un lutto*. Quando amiamo o siamo legati a delle persone, le introiettiamo (incorporiamo parte di loro) e le loro rappresentazioni dentro di noi diventano parte della nostra identità. Se perdiamo realmente (una morte) o simbolicamente (un rifiuto, una separazione) una delle persone di cui ne abbiamo interiorizzato l'immagine, il nostro Sé ne risulta impoverito e avvertiamo un senso di vuoto che inizia a dominare il nostro mondo interiore. Chi ricorre frequentemente all'introiezione per ridurre l'angoscia e assicurare la continuità del Sé, verrà considerato caratteriologicamente depresso.

Nell' identificazione proiettiva il paziente *proietta oggetti interni e ottiene che la persona su cui sono proiettati si comporti come quegli oggetti*, e i due processi difensivi, proiezione e introiezione, "lavorano" insieme.

LA SCISSIONE DELL'IO può essere messa in atto *dopo lo sviluppo dell'Io integrato*. La scissione implica sempre distorsione, è una difesa potente e pericolosa. Da un punto di vista clinico, la scissione è evidente quando un paziente esprime un atteggiamento non ambivalente. Ad es. una donna Borderline percepisce il terapeuta totalmente buono, e i suoi collaboratori come ostili e indifferenti. Oppure il terapeuta stesso può diventare incompetente, mentre una settimana prima lo considerava infallibile.

LA DISSOCIAZIONE è una difesa utilizzata spesso dagli psicopatici. Tale meccanismo difensivo *è una reazione normale ad un trauma*. È possibile dissociarsi a qualunque età, coloro che da bambini subiscono ripetutamente violenze sessuali o fisiche possono imparare a dissociarsi come reazione abituale alle tensioni. Infatti *in condizioni insopportabili, il soggetto si distacca totalmente dal dolore, terrore, dall'idea di una morte imminente*. Lo svantaggio maggiore della difesa è la sua tendenza a operare automaticamente in condizioni nelle quali la sopravvivenza non è realmente a rischio (le persone traumatizzate possono confondere una situazione di normale tensione con una che implica un pericolo di vita, diventando immediatamente diverse e generando confusione a sé e agli altri).

I MECCANISMI DI DIFESA DI SECONDO ORDINE

I meccanismi di difesa *secondari* sono:
1) rimozione
2) razionalizzazione
3) sublimazione
4) somatizzazione
5) intellettualizzazione
6) forma reattiva
7) volgersi verso il se
8) annullamento

9) compartimentalizzazione
10) isolamento
11) spostamento

RIMOZIONE: è *l'impulso o idea inaccettabile all'Io* (alla coscienza) *che viene depositata nel magazzino dell'inconscio;*

RAZIONALIZZAZIONE: è il giustificare, *dare spiegazioni coerenti dal punto di vista logico* ad azioni, idee o sentimenti che esprimono pulsioni fonte di conflitto da un punto di vista inconscio;

SUBLIMAZIONE: *è il modificare l'istinto rendendolo accettabile, indirizzare l'energia verso nuovi oggetti* (ad es. medico che sublima il suo istinto aggressivo negli interventi chirurgici);

SOMATIZZAZIONE: un disagio, un'idea inaccettabile, un ricordo traumatico viene somatizzato, cioè *scaricato sul corpo provocando delle alterazioni organiche, fisiologiche* (tipico nei disturbi psicosomatici ad es nella *gastrite*);

INTELLETTUALIZZAZIONE: è il controllo razionale delle pulsioni; parlare dei sentimenti *senza sentimento e valenza affettiva;*

FORMAZIONE REATTIVA: *trasformazione di un affetto negativo in positivo* (ad es. odio in amore);

VOLGERSI CONTRO IL SE': è lo spostare da un oggetto esterno verso il Sé, un affetto o un atteggiamento negativo;

ANNULLAMENTO: è lo *sforzo inconscio di controbilanciare un affetto, senso di colpa o di vergogna con un comportamento che magicamente lo cancelli;*

COMPARTIMENTALIZZAZIONE: è il *permettere a due condizioni in conflitto di esistere senza creare sensi di colpa,* vergogna o angoscia sul piano cosciente;

ISOLAMENTO: è la *separazione dell'aspetto affettivo di un'esperienza dalla sua dimensione cognitiva;*

SPOSTAMENTO: una pulsione, emozione, preoccupazione o comportamento viene *diretto da un oggetto iniziale verso un altro* in quanto provoca ansia.

CAPO QUINDICESIMO

I DISTURBI MENTALI E LA PSICHIATRIA
Flora Ricciardi

§ 1. LA SCIENZA PSICHIATRICA. CENNI STORICI

Il primo a trattare della malattia mentale come *malattia medica* fu il medico greco IPPOCRATE (460 a.C-377 a.c.); questi ipotizzò che la condizione di salute o malattia, fisica o mentale, fosse la risultante dell'equilibrio o dello sbilanciamento di quattro umori (cd "*teoria umorale*"): bile nera, bile gialla, sangue e flegma. L'acqua corrisponderebbe alla flegma che ha sede nella testa, la terra corrisponderebbe alla bile nera che ha sede nella milza, il fuoco alla bile gialla (detta anche *collera*) con sede nel fegato, l'aria al sangue la cui sede è il cuore.

Più tardi, nelle società romane, si riaffermò la connotazione mistica della follia, ed insieme ad essa la diffusione di trattamenti di tipo religioso-filosofico da parte di sacerdoti, saggi o studiosi.

A partire dal Medioevo si diffonde l'idea che il disagio psicologico sia causato da uno stato di possessione da parte di spiriti malvagi o del diavolo, con un significato di debolezza morale e castigo divino. La "*concezione demonologica*", secondo cui appunto le malattie psichiche sarebbero opera del demonio, continua sino al Seicento compreso ed infatti il più importante trattato di psichiatria si può considerare in realtà il *Malleus maleficarum*, un manuale del 1486, ad uso degli inquisitori, nel quale, descrivendo le varie forme di stregoneria, si illustravano quelle che in realtà erano diverse sindromi psichiatriche che noi oggi classificheremmo come isterie, schizofrenie, nevrosi ossessive, epilessie o altro.

Nel corso del Settecento emergono osservazioni più razionali sui disturbi psichici, tuttavia ai tempi confusi con problemi di ordine pubblico-sociale: i malati di mente erano infatti rinchiusi insieme a piccoli delinquenti, debitori morosi, vagabondi, disoccupati, prostitute, alcolizzati, nei cosiddetti Ospedali Generali, una sorta di moderni "ospizi". All'interno di questi luoghi i detenuti erano tenuti incatenati, fino a che PHILIPPE PINEL (1745-1826) nel 1793 non liberò i malati di mente dalle catene, promovendo la costituzione di specifici luoghi di cura, i manicomi. Da Pinel in poi incominciò un enorme lavoro di descrizione dei sintomi e dei comportamenti: nel 1793 il medico empolese VINCENZO CHIARUGI diede alle stampe il suo trattato "*Della pazzia in genere e in specie*", prima opera medico-scientifica sul tema della categorizzazione della follia. Il trattato di Chiarugi segnò la nascita della clinica psichiatrica e restituì alla persona con disagio mentale lo status di malato piuttosto che di peccatore o delinquente. Con l'istituzione dei manicomi l'elevata concentrazione di pazienti favorì l'osservazione e la classificazione delle malattie psichiatriche. In tale epoca la storia della psichiatria coincise di fatto con la storia della *schizofrenia*; EMIL KRAEPELIN (1856-1926) ed EUGEN BLEULER (1857-1939) ne furono i principali studiosi.

Ma se da un lato progredivano le conoscenze e gli studi, i rimedi applicati restavano inesorabilmente legati alla mera contenzione della persona affetta da disturbi mentali. La situazione migliora notevolmente nel corso del Novecento, grazie all'introduzione di varie forme di psicoterapia ed alla scoperta degli psicofarmaci.

Dall'inizio del secolo gli studi di FREUD (1856-1939) e degli psicoanalisti portano alla identificazione delle nevrosi e ad una descrizione psicopatologica dell'eziopatogenesi delle malattie psichiche. Freud, basandosi sugli studi da lui effettuati insieme a JEAN-MARTIN CHARCOT e JOSEPH BREUER e sulle nuove idee riguardanti l'inconscio, elabora il primo modello completo sulle malattie mentali e un approccio psicoterapeutico per il loro trattamento (psicoanalisi). Il suo rimane il modello predominante utilizzato nella professione medica per il trattamento dei disturbi mentali fino alla metà del XX secolo, quando lo sviluppo della terapia elettroconvulsivante (introdotta negli anni trenta) e delle cure basate sui farmaci riportano la pratica psichiatrica verso un approccio più meccanicistico.

I primi psicofarmaci sintetizzati fra gli anni '40 e '50, destinati a cambiare in modo radicale le metodologie di cura, conoscono una rapida diffusione e contribuiscono all'ipotesi di un'origine biologica e genetica delle malattie.

Contestualmente allo sviluppo della psicofarmacologia i sostanziali progressi nelle scienze del comportamento danno origine a forme di psicoterapia che si dimostrano efficaci nel ridurre o eliminare molte condizioni psicopatologiche. In diversi casi le psicoterapie vengono integrate con trattamenti farmacologici, al fine di massimizzare l'efficacia congiunta dei due approcci.

Questo è il lungo e faticoso percorso di genesi della moderna psichiatria: comprenderne i passaggi ci aiuta a conoscere l'importanza dei trattamenti studiati e dei differenti approcci per cui è oggi possibile in molti casi arrivare ad una completa remissione o ad un significativo controllo della sintomatologia, migliorando in modo sostanziale la condizione e la qualità di vita dei nostri pazienti.

§ 2. I DISTURBI MENTALI IN GENERALE

I disturbi mentali sono una sindrome, una *situazione di disagio*, di malessere che riflette uno stato di *disabilità psichica del soggetto* e ne limita la sua libertà individuale, aumentandone il rischio di morte e creando delle alterazioni relative al funzionamento globale dell'individuo pertinente all'area sociale, lavorativa, affettiva, relazionale, cura di sè e cognitiva. Un disturbo per essere considerato tale deve: presentare un quadro sintomatologico per un certo periodo di tempo e deve costituire disagio significativo o sofferenza nella vita del soggetto. Non sono considerati disturbi mentali: deviazioni sessuali, ideologie politiche, alterazioni psicologiche temporanee associate ad eventi stressanti (ad es. morte di una persona cara).

Per studiare i vari disturbi mentali: si utilizzano diversi strumenti, tra questi il DSM IV (un manuale diagnostico e statistico

P. Giaquinto-F. Ricciardi: MANUALE facile dell'OPERATORE SOCIO SANITARIO (O.S.S.)

191

per classificare i disturbi mentali) e la *psicopatologia* (branca della psicologia che studia i disturbi mentali).

Il DSM può definirsi una *classificazione categoriale* che suddivide i disturbi mentali sulla base di una serie di criteri comprendenti specifiche caratteristiche cliniche.

Esso appare impostato ad un *approccio descrittivo:* vengono descritte cioè le *manifestazioni* dei disturbi mentali ma non vengono fornite né le teorie eziopatogenetiche né i principi di trattamento. Le definizioni dei disturbi corrispondono alla descrizione delle loro caratteristiche cliniche.

Per ciascun disturbo vengono forniti specifici *criteri diagnostici,* costituiti da un elenco di caratteristiche cliniche che devono essere presenti per poter porre una determinata diagnosi.

Ma occorre riconoscere i *limiti* di tale approccio.

Innanzitutto nel DSM non si presuppone che ciascuna categoria di disturbi mentali sia un'entità del tutto distinta dagli altri disturbi e non si presuppone che tutti i soggetti che hanno lo stesso disturbo mentale siano simili per tutti gli aspetti importanti. Due soggetti potranno infatti presentare caratteristiche cliniche molto differenti pur soddisfacendo i criteri diagnostici utili per una stessa determinata diagnosi. Pertanto è fondamentale raccogliere anche altre informazioni cliniche che non si limitino ai meri criteri diagnostici, così da conferire flessibilità allo strumento DSM.

Anche la psicopatologia si occupa genericamente dei disturbi mentali e delle patologie ad essi connessi, ma partendo da prospettive diverse; la psicopatologia classica infatti, a differenza del DSM, considera la "malattia mentale" solo dal punto di vista strettamente clinico epifenomenico e semiotico, demandando alle neuroscienze ogni considerazione sulla patologia in se.

In ogni caso, le tre aree di interesse sono l' *area nevrotica, psicotica* e *borderline.*

§ 3. CARATTERISTICHE DELL'AREA NEVROTICA, PSICOTICA E BORDERLINE

Le caratteristiche dell'AREA NEVROTICA sono:

P. Giaquinto-F. Ricciardi: MANUALE facile dell'OPERATORE SOCIO SANITARIO (O.S.S.)

192

l'esame di realtà e le funzioni dell'io sono integri e prevalentemente conservati; lo stato di sofferenza è cosciente; il livello di integrazione è buono (il soggetto svolge le sue funzioni globali); la persona è consapevole del disturbo, anche se non lo accetta; utilizza meccanismi di difesa di secondo ordine (rimozione, sublimazione, ecc....).

le caratteristiche dell'AREA PSICOTICA sono:
ripiegamento all'interno del soggetto; mancanza di relazione con la realtà; comparsa di fenomeni di derealizzazione e di depersonalizzazione; io frammentato, disintegrato, scisso, disfunzionante; scarse risorse interne; problemi di orientamento spazio-temporale; comparsa di gravi problemi relazionali; chiusura sociale; mancato senso di continuità tra il sé e l'altro; l'io non ha piu' la funzione di giudice e mediatore della realtà; manca la consapevolezza del disturbo; è assente l'esame di realtà; utilizzo degli stili difensivi di primo ordine (scissione, dissociazione).

Nella nevrosi *si è in uno stato di conflitto,* nella psicosi si è in presenza di una *forte angoscia che ha rotto gli argini.*

Le caratteristiche degli STATI LIMITE O DI CONFINE O AREA BORDERLINE (area a limite tra la nevrosi e la psicosi) sono in base al tipo di disturbo: alcune funzioni principali della persona sono conservate e altre compromesse; gli stili difensivi utilizzati sono sia di primo ordine che secondari; l'esame di realtà per certi aspetti può essere integro e funzionante e per altri invece frammentato.

§ 4. I DISTURBI DELL'AREA NEVROTICA
I disturbi che rientrano nell'area nevrotica si caratterizzano in quanto l'esame di realtà è integro, l'io funzionante e vi è coscienziosità del disturbo. Vi fanno parte i *disturbi d'ansia:* Tali disturbi rientrano nell'area nevrotica e si possono classificare in:
-attacco di panico;
disturbi di panico senza agorafobia;
disturbi di panico con agorafobia;

fobia specifica;
fobia sociale;
disturbo ossessivo compulsivo;
disturbo post-traumatico da stress;
disturbo acuto da stress;
disturbo d'ansia generalizzato.

L'ANSIA è un sintomo comune e diffuso in molte situazioni di disagio psichico, ma è anche uno stato psicologico che si può sperimentare in condizioni di normalità. L'ansia *è espressione di un conflitto interno* che è importante indagare per poi rielaborarlo. Essa è una forma di paura, un segnale lanciato all'Io che avverte un pericolo che va individuato. È una sensazione di tensione psichica legata all'aspettativa di un evento che viene investito di significati particolari e temuto come potenzialmente pericoloso. L' Io continua a svolgere le sue normali attività anche se con disagio e difficoltà. Può comparire nel quadro clinico di molte patologie psichiatriche o essere una sindrome vera e propria o essere vissuta come un'esperienza comune ad ogni individuo.

L'ATTACCO DI PANICO: è un breve periodo preciso in cui l'individuo viene improvvisamente travolto da uno stato di terrore legato all'urgenza di fuggire dinanzi a eventi catastrofici. Secondo il DSM-IV si ha la diagnosi di attacco di panico se sono presenti *almeno 4 dei seguenti sintomi:*
-palpitazione;
-sudorazione;
-tremore;
-dispnea (sensazione di respiro corto o mancanza di respiro);
-sensazione di soffocamento;
-dolore o malessere al torace;
-nausea o dolori addominali;
-sbandamenti, vertigini, instabilità, svenimenti;
-sensazione di non poter stare in piedi;

-derealizzazione (sentimento di irrealtà);
-depersonalizzazione (sentimento di distacco da se stessi);
-paura di perdere il controllo o di impazzire;
-paura di morire;
improvvise sensazioni di caldo e freddo, brividi, vampate di
-calore, vertigini.
Nelle persone che soffrono di questo disturbo, sono spesso presenti eventi stressanti o la separazione da figure significative. Secondo una lettura psicodinamica il soggetto non riesce, nei momenti di difficoltà, a rivolgersi ad un'immagine interna positiva per contenere l'ansia, perché in questi soggetti è scarsamente sviluppata la costanza dell'oggetto.

AGORAFOBIA: Il termine *agorafobia* indica etimologicamente "paura della piazza" (dal greco *agorà*, appunto "piazza"), quindi paura degli spazi aperti, ansia di trovarsi in luoghi o situazioni dai quali può essere difficile o imbarazzante allontanarsi rapidamente o nei quali può essere difficile avere aiuto o soccorso. L'attacco temuto si manifesta quando la persona è sola o lontana dai suoi unti di riferimento. I soggetti riferiscono di provare smarrimento, confusione e agitazione. L'agorafobia *è una delle manifestazioni ansiose più invalidanti*, in quanto chi ne soffre spesso diventa completamente dipendente dalle mura domestiche, oppure è costretto ad uscire di casa solo quando è accompagnato. L'agorafobico infatti non teme solo la strada aperta egli ha paura di: trovarsi in mezzo alla folla, fare la coda davanti ad uno sportello, andare allo stadio, andare a teatro, andare al ristorante, viaggiare in treno, o in automobile.

FOBIA SPECIFICA: E' la paura persistente, eccessiva o irragionevole, provocata dalla presenza o dall'attesa di un oggetto o situazione specifici (per es. volare, altezze, animali, ricevere un'iniezione, vedere il sangue); la persona riconosce l'eccessività e l'irragionevolezza della paura che però non riesce a controllare. Il quadro clinico si caratterizza per la presenza di paura, disgusto, repulsione, condotte di evitamento sproporzionate alla reale pericolosità dello stimolo. Possono essere distinti vari tipi di fobie:

-di tipo animale (Aracnofobia-Fobia dei ragni), degli uccelli, degli insetti, (cinofobia-dei cani) dei gatti, dei topi, ecc..);

-di tipo ambiente naturale (Keraunofobia-paura dei tuoni), acqua, altezza);

-di tipo sangue-iniezioni-ferite (Fobia del sangue,degli aghi, delle siringhe);

-di tipo situazionale (Claustrofobia-ascensori, mezzi pubblici, luoghi chiusi, guida di vetture, etc...);

-di altri tipi (Aerofobia- paura di volare), dei rumori forti, dei personaggi in maschera, etc...) .

FOBIA SOCIALE: è la *paura di agire*, di fronte agli altri, *in modo imbarazzante o umiliante e di ricevere giudizi negativi*. Questa paura può portare chi ne soffre ad evitare la maggior parte delle situazioni sociali, per la paura di comportarsi in modo "*sbagliato*" e di venir mal giudicati.

DISTURBO DA STRESS ACUTO: la persona ha vissuto un evento traumatico che ha implicato la morte o la minaccia di morte, o gravi lesioni fisiche o una minaccia all'integrità fisica propria o altrui, (simile a quello post-traumatico) la sua durata è di 2 giorni a 4 settimane.

DISTURBO OSSESSIVO-COMPULSIVO: è caratterizzato da *ossessioni e compulsioni*. Le ossessioni sono pensieri, immagini o impulsi che si presentano più e più volte e sono al di fuori del controllo di chi li sperimenta. Le persone con disturbo ossessivo compulsivo possono preoccuparsi eccessivamente dello sporco e dei germi. *Possono essere terrorizzate dalla paura di avere inavvertitamente fatto del male a qualcuno, di poter perdere il controllo di sé e diventare aggressive in certe situazioni*, di aver contratto malattie infettive o di essere omosessuali, anche se di solito riconoscono che tutto ciò non è realistico. Le compulsioni vengono definite *rituali* o *cerimoniali* e sono comportamenti ripetitivi (lavarsi le mani, riordinare, controllare) o azioni mentali (contare, pregare, ripetere formule mentalmente) messi in atto per ridurre il senso di disagio e l'ansia provocati dai pensieri e dagli impulsi tipici delle ossessioni.

DISTURBO DI ANSIA GENERALIZZATA: l'ansia si manifesta con carattere cronico e persistente per almeno 6 mesi e compaiono 3 dei seguenti sintomi:
-irrequietezza
-facile affaticabilità
-difficoltà di concentrazione
-irritabilità
-tensione muscolare
-turbe del sonno

DISTURBO POST TRAUMATICO DA STRESS: si manifesta con una serie di *sintomi di disagio innescati dall'esperienza di eventi traumatici stressanti*, come la personale esposizione ad eventi dolorosi, a una malattia grave, al rischio di morire o ad altre serie minacce alla propria integrità fisica o a quella di familiari e amici stretti (catastrofi naturali, violenze personali, incidenti, lutti, ecc.). Ha una durata superiore a 1 mese e crea un disagio significativo nelle aree di funzionamento globale della persona (lavoro, relazioni sociali, affettività, etc...).

DISTURBO OSSESSIVO COMPULSIVO DI PERSONALITÀ: chi ne soffre presenta una *marcata tendenza al perfezionismo* ed alla precisione, una forte preoccupazione per l'ordine e per il controllo di ciò che accade.

DISTURBO ISTRIONICO DI PERSONALITÀ: chi ne soffre tende a ricercare l'*attenzione degli altri*, ad essere sempre seduttivo e a manifestare in modo marcato e teatrale le proprie emozioni.

§ 5. I DISTURBI DELL'AREA DI CONFINE, STATI LIMITE O BORDERLINE
Questi disturbi si collocano in un'area definita *degli stati limite o di confine* e sono:
-disturbo borderline di personalità;
-depressione (disturbo depressivo maggiore);
-dipendenze patologiche (tossicodipendenza, alcolismo);
-disturbi dell'alimentazione (anoressia e bulimia);
-disturbo antisociale di personalità;
-disturbo narcisistico di personalità;
-disturbi somatoformi (Ipocondria, somatizzazione);

IL DISTURBO BORDERLINE DI PERSONALITÀ indica una categoria di diturbi che si colloca *al limite tra l'asse nevrotica e l'asse psicotica*, in un'area appunto di confine (dall'inglese *border line* = linea di confine).
Il disturbo borderline di personalità è una entità diagnostica molto controversa. Talvolta non viene neanche riconosciuto come un disturbo specifico, ma come una classificazione in cui inserire tutti quei casi non meglio diagnosticabili in altro modo. In realtà il disturbo borderline presenta delle caratteristiche specifiche piuttosto ben riconoscibili. E' fondamentalmente un *disturbo della relazione*, che impedisce al soggetto di stabilire rapporti di amicizia, affetto o amore stabili nel tempo. Si tratta di persone che trascorrono delle vite in uno stato di estrema confusione ed i cui rapporti sono destinati a fallire o risultano emotivamente distruttivi per gli altri. Le persone affette da questo disturbo trascinano altri, parenti e partner in un vortice di emotività, dal quale spesso è difficile uscire, se non con l'aiuto di un esperto. Questi soggetti, infatti, sperimentano emozioni devastanti e le manifestano in modo eclatante, drammatizzano ed esagerano molti aspetti della loro vita o i loro sentimenti, proiettano le loro inadempienze sugli altri, sembrano vittime degli altri quando ne sono spesso i carnefici e si comportano in modo diverso nel giro

di qualche minuto o ora. Il disturbo borderline *è stato spesso associato a eventi traumatici subiti nell'infanzia*, quali abusi sessuali o fisici, ma non è detto che ciò sia sempre vero. L'aspetto più evidente e preoccupante del disturbo borderline è che presenta sintomi potenzialmente dannosi per il soggetto (abbuffate, uso e abuso di sostanze, guida spericolata, sessualità promiscua, condotte antisociali, tentativi di suicidio, ecc.) e si associa a scoppi improvvisi di rabbia intensi. Secondo il già citato DSM IV (Manuale Diagnostico e Statistico dei Disturbi Mentali), il disturbo borderline è caratterizzato da: sforzi disperati di evitare un reale o immaginario abbandono; un quadro di relazioni interpersonali instabili e intense, caratterizzate dall'alternanza tra gli estremi di iperidealizzazione e svalutazione; alterazione dell'identità: immagine di sé e percezione di sé marcatamente e persistentemente instabili; impulsività in almeno due aree che sono potenzialmente dannose per il soggetto come ad esempio spendere eccessivamente, promiscuità sessuale, abuso di sostanze, guida spericolata, abbuffate, ecc.; ricorrenti minacce, gesti, comportamenti suicidari, o comportamento automutilante; instabilità affettiva dovuta ad una marcata reattività dell'umore (per es., episodica intensa disforia, irritabilità o ansia, che di solito durano poche ore, e soltanto raramente più di pochi giorni); sentimenti cronici di vuoto; rabbia immotivata e intensa o difficoltà a controllare la rabbia (per es., frequenti accessi di ira o rabbia costante, ricorrenti scontri fisici); ideazione paranoide, o gravi sintomi dissociativi transitori, legati allo stress.

PSICOTERAPIA

La psicoterapia della personalità borderline è oggetto di estesi studi e viene considerata il trattamento di scelta. Recentemente, per migliorare i risultati, al regime terapeutico è stata aggiunta la farmacoterapia (antidepressivi, neurolettici, stabilizzatori dell'umore). Nei casi in cui l'incolumità del soggetto è gravemente a rischio, si può ricorrere ad un ricovero ospedaliero.

§ 6. LA DEPRESSIONE: CARATTERISTICHE GENERALI

Il disturbo depressivo è inserito all'interno della categoria dei *disturbi dell'umore* (dove per "umore" si intende *emozione duratura che caratterizza lo stato psichico*).

E già il medico greco Ippocrate di Cos descriveva la condizione di melanconia (in greco μελαγχολία), come una malattia caratterizzata da *"paure e scoraggiamenti, che durano a lungo"*.

La depressione è ormai diventato un disturbo comune nella società, da un punto di vista clinico essa si manifesta con Tristezza invincibile, mancanza di energie, perdita di interesse, anedonia (incapacità di provare piacere), disturbi vegetativi (alterazione del ritmo sonno-veglia, insonnia, problemi di alimentazione).

I 7 punti fondamentali per riconoscere la depressione sono:

1. la D. è un disturbo comune e frequente;

2. la D. spesso *non è diagnosticabile* (una certa quota di pazienti mostrano segni depressivi ma sfuggono alla diagnosi);

3. è facilmente diagnosticabile solo se viene sospettata;

4. è spesso *grave* (soprattutto se viene diagnosticata come disturbo depressivo maggiore);

5. è spesso *ricorrente* (ci sono varie ricadute);

6. è *costosa* (legata ai farmaci, al tempo richiesto per la diagnosi e all'impegno delle strutture sanitarie);

7. è *del tutto curabile* ma *non del tutto guaribile*.

La depressione è sempre legata ad una *perdita simbolica o reale*.

SINTOMI COMUNI

Sintomi comuni della depressione sono:

-umore triste;

-sentimento pervasivo di disperazione e angoscia;

-agitazione, irritabilità e tensione;

-sentimenti di colpa e autosvalutazione;

-frequente rallentamento psicomotorio;

-idea di morte.

P. Giaquinto-F. Ricciardi: MANUALE facile dell'OPERATORE SOCIO SANITARIO (O.S.S.)

Con una certa frequenza si possono presentare anche SINTOMI ASPECIFICI che persistono anche per settimane; tra questi si riscontrano:
-insonnia, cefalea, dolori addominali, altri dolori fisici, dimagrimento;
-eccessiva stanchezza, facile affaticabilità;
-ridotta capacità di provare piacere, lentezza nei processi ideativi problemi legati alla sfera sessuale.

DIFFUSIONE DELLA PATOLOGIA

La prevalenza nel disturbo depressivo è stimata con una percentuale maggiore nel sesso femminile, il disturbo tende a distribuirsi con una frequenza leggermente maggiore *nelle classi sociali più elevate* e nei familiari di pazienti depressi. Per quanto riguarda lo stato civile, si pensa che si abbia una *maggiore concentrazione negli individui soli, separati o divorziati.* La depressione è una patologia che può comportare in ogni momento del suo decorso e anche sotto trattamento farmacologico e psicoterapico, un certo rischio suicidario. Tale rischio sembra aumentato dalla *comorbidità* (associazione di due o più malattie presenti nella stessa persona) con il disturbo da attacchi di panico e con il disturbo da uso di sostanze o dalla presenza di sintomi quali: *intensa anedonia* (incapacità di provare piacere), *grave insonnia* o *ansia elevata.* Inoltre la comparsa di sintomi depressivi durante il decorso di gravi patologie croniche e degenerative, determina un peggioramento della prognosi.

La varietà dei *fattori psicologici* che possono essere alla base di un disturbo depressivo è molto ampia e tali fattori possono essere variamente combinati tra di loro. Fra gli aspetti di personalità premorbosa correlati con il disturbo depressivo i più frequentemente segnalati sono: tendenza ossessiva, ambizione, perfezionismo, tendenza a vivere la realtà come una sfida e quindi a gareggiare e a competere con gli altri, ricavandone spesso un senso di insoddisfazione, tratti di personalità dipendente(con la ricerca continua di approvazione sociale, di conferme, di gratificazioni esterne), tratti di personalità orale e isterica. Soggetti con bassi livelli di autostima e forte tendenza all'autocritica sono più inclini a soffrire di manifestazioni depressive.

Tra i *fattori psicosociali* sono stati indagati la qualità dell'ambiente affettivo sperimentato nella prima infanzia fondamentale per lo sviluppo di un senso di sicurezza e di fiducia e di un atteggiamento positivo nei confronti della vita che consente di fare riferimento a delle risorse interne nel fronteggiare ostacoli, difficoltà ed esperienze dolorose. Da questa prospettiva *appare centrale la relazione madre-bambino* che, se particolarmente disturbata o carente, *può determinare un permanente senso di instabilità e insicurezza* che, a sua volta, può sensibilizzare l'individuo alle perdite e alle separazioni aumentando la sua vulnerabilità depressiva nei confronti di tali eventi. Le teorie psicodinamiche e soprattutto i contributi di SIGMUND FREUD attorno al tema della depressione, sono utili alla comprensione della natura del disturbo e della sua origine. FREUD infatti in molte sue opere rintraccia la causa del disturbo depressivo nella perdita dell'oggetto d'amore e nel ritiro dell'investimento affettivo, lipidico. Egli evidenzia *delle analogie tra il lutto e la depressione* e pone l'accento sull'esperienza depressiva attorno ai vissuti di perdita e di colpa, aspetti centrali caratterizzanti attorno alla psicopatologia del depresso. Il depresso fallisce nella elaborazione del lutto legato ad una perdita reale o simbolica e ciò provoca delle difficoltà a riadattarsi ad una realtà nuova e diversa.

Gli eventi stressanti, di perdita possono contribuire all'insorgenza del disturbo depressivo; però è stato anche osservato che *eventi positivi* che si collocano all'estremo opposto rispetto all'esperienza della perdita (raggiungimento di importanti mete affettive o lavorative, recupero di relazioni che sembravano compromesse, nascite di figli o nipoti, miglioramento della situazione conflittuale di coppia o familiare) *possono determinare una*

P. Giaquinto-F. Ricciardi: MANUALE facile dell'OPERATORE SOCIO SANITARIO (O.S.S.)

202

evoluzione più rapida e favorevole *della condizione depressiva* che consente di attivare una progettualità e un rinnovato interesse per il futuro.

DEPRESSIONE CON MANIFESTAZIONI PSICOTICHE: in questa forma possono essere presenti deliri e allucinazioni, si tratta di condizioni depressive ad alto rischio suicidario e che possono comportare una maggiore necessità di ospedalizzazione.

DEPRESSIONE CON MELANCONIA: ha caratteristiche specifiche come perdita di interesse in tutte o quasi tutte le attività, mancanza di risposta agli stimoli abitualmente piacevoli, peggioramento mattutino della depressione, risveglio precoce, marcato rallentamento psicomotorio o agitazione, significativa anoressia o perdita di peso, intenso senso di colpa eccessivo e inappropriato.

PSEUDODEMENZE: sono forme di depressione che possono apparire come forme di demenza, sono presenti sintomi come turbe della memoria, compromissione della sfera cognitiva con appiattimento affettivo ed inerzia psicomotoria.

DEPRESSIONE SECONDARIA: è una condizione depressiva legata a malattie organiche (malattie neurologiche come morbo di Parkinson, traumi cranici, epilessie, tumori cerebrali, turbe di tipo vascolare), malattie endocrine (ipo e ipertiroidismo, diabete), malattie infettive (AIDS, tubercolosi), malattie sistemiche (anemie). È anche importante ricordare le molte sostanze capaci di indurre una fenomenologia depressiva, tra queste l' alcool, la morfina, l'eroina, la cocaina, e le cd droghe leggere.

DISTURBO DISTIMICO: condizione di disturbo dell'umore in cui la sintomatologia depressiva perdura con continuità da almeno due anni, senza che si sia mai verificato un episodio depressivo maggiore o un episodio maniacale.

DISTURBO BIPOLARE: è caratterizzato dall'alternarsi di *episodi depressivi, maniacali e ipomaniacali.*

DISTURBO CICLOTIMICO: l'esordio del disturbo è più precoce rispetto ad altre forme bipolari, si struttura sulla base di una rapida e continua alternanza, della durata di almeno due anni, di episodi ipomaniacali e di episodi depressivi di gravità inferiore rispetto al disturbo depressivo maggiore.

EPISODIO MANIACALE: la mania è una *condizione psicopatologica in cui l'aspetto centrale è dato dall'innalzamento del tono dell'umore e da uno stato di estrema euforia,* di gioiosità incongrua e immotivata che si accompagna ad un'accelerazione del decorso ideativo e ad un incremento dell'iniziativa psichica e motoria. Possono essere presenti *iperattività, agitazione, irritabilità, disforia.* Il comportamento si caratterizza per una forte disinibizione che fa emergere condotte inusuali per il paziente e che stravolge i normali parametri di relazione interpersonale. Il paziente maniacale interagisce con l'altro attraverso la mimica, la parola, la gestualità e la psicomotricità in modo incongruamente confidenziale e amichevole, sconfinando nell'aggressività e nell'invadenza.

STATI MISTI: sono quelle *condizioni psicopatologiche* nelle quali coesistono sintomi sia della polarità maniacale che depressiva.

§ 7. AVVICINARE IL PAZIENTE DEPRESSO

La depressione è una delle maggiori cause di malattia, colpendo 121 milioni di persone in tutto il mondo.

E' più frequente nelle donne rispetto agli uomini (rapporto fra F e M di 2:1) e la fascia di età più a rischio è quella compresa fra i 25 ed i 40 anni.

Nella più recente indagine dell'OMS si assestava al 3° posto come causa di malattia a livello mondiale e al 1° posto nei paesi più industrializzati, ed è destinata a diventare seconda solo all'HIV entro il 2030.

Il progressivo aumentare delle persone colpite in maniera più o meno grave dalla patologia, comporta ovviamente maggiore probabilità per gli Operatori sanitari di trovarsi ad interagire con utenti/ospiti affetti da tale disagio.

E un paziente depresso spesso non mostra apprezzamento per i trattamenti, può lamentarsi in continuazione, dicendo che non c'è nulla da fare e che tutto è inutile: non è insolito che lo staff medico-infermieristico lo percepisca come un paziente "difficile".

Pertanto diventano fondamentali il confronto fra colleghi ed il sostegno al paziente da parte dell'intera equipe rispetto all'importanza delle cure.

Sarà quindi importante:

-validare la sofferenza del paziente: la depressione non è segno di debolezza, di scarsa volontà, di pazzia;

-incoraggiare il paziente dando una ragionevole speranza: le cure per la depressione sono efficaci, la situazione migliorerà con il tempo;

-evitare di dire al paziente che deve farsi forza e superare la situazione (colpevolizzazione);

-valutare la situazione familiare del paziente: i parenti si rendono conto del problema del paziente? Lo incoraggiano a curarsi o remano contro? Ci sono situazioni familiari e non che mantengono lo stato di stress del paziente?

-ascoltare il paziente, trasmettendogli interesse e comprensione, anche rimanendo in silenzio.

§ 8. DEMENZE E CONTENZIONE FISICA

La contenzione fisica è uno strumento di protezione usato in passato principalmente per i pazienti anziani e/o psichiatrici, ma anche in chirurgia e pronto soccorso. Questa pratica è stata messa in discussione già nei primi anni del 900 essendo ritenuta illegittima, e, dopo l'avvento della Costituzione repubblicana, contraria ai suoi dettati (libertà inviolabili della persona).

P. Giaquinto-F. Ricciardi: MANUALE facile dell'OPERATORE SOCIO SANITARIO (O.S.S.)

205

L' unica normativa in materia è il Regio Decreto 615 del 1909: In esso si dice che la contenzione deve essere usata "*solo nei casi eccezionali ed autorizzata dal medico o dal direttore dell'Istituto*".

Poi bisogna far riferimento, come detto, alla nostra Costituzione: infatti l'art 32 recita: "*nessuno può essere obbligato ad un trattamento sanitario... non si possono violare i limiti del rispetto della persona umana.*

Secondo il nostro codice penale poi, la contenzione fisica usata impropriamente si configura come reato di *sequestro di persona, violenza privata, maltrattamenti* e, se provoca lesioni, si hanno anche i reati di *omicidio colposo, lesioni personali colpose, morte o lesioni come conseguenza di altro delitto.*

L'operatore sanitario (O.S.S. -Infermiere – Medico) deve fare in modo quindi che la contenzione sia sempre un evento *straordinario* e *motivato.*

COME SI EFFETTUA

Si devono valutare ed individuare (con un lavoro d'equipe), i casi che necessitano della contenzione fisica.

In genere sono pazienti affetti da demenze significative (Alzheimer, Parkinson, stato confusionale nel geriatrico, cirrosi epatica) o da tossicodipendenza, alcolismo ed altre dipendenze. E' necessario sempre informare il paziente e i familiari spiegando perché è necessario questo tipo di procedura. Il medico decide quale tipo di strumento usare per la contenzione. L'infermiere, coadiuvato dall'O.S.S. posiziona lo strumento, *ogni trenta minuti* controlla il paziente e procede senza indugio a rimuovere la contenzione quando non è più necessaria.

STRUMENTI

I principali strumenti di contenzione sono:
-le *spondine*
-i *bracciali di immobilizzazione*

La contenzione *non può essere imposta per più di 12* ore Ogni 2 *ore* ci devono essere 10 minuti di libertà (*escluso la notte*). Ogni 3/4 ore si deve valutare se ci sono complicazioni (arrossamenti, cianosi, abrasioni, incontinenza, lesioni da decubito, infezioni, o se nascano, nel contenuto, sensi di umiliazione, depressione, paura ecc).

CAPO SEDICESIMO

LE DIPENDENZE E MALATTIE CORRELATE
Pietro Giaquinto

§ 1. LA TOSSICODIPENDENZA: CARATTERISTICHE FONDAMENTALI
La tossicodipendenza o *disturbo della dipendenza da sostanze psicoattive*, è un disturbo dell'area borderline, stati limite o di confine.
Caratteristica di tale stato è che l'esame di realtà e il funzionamento dell'Io è conservato *per certi versi*, frammentato e disintegrato *per altri aspetti*. Il tossicodipendente è esposto al rischio di uno *scivolamento psicotico* o alla concomitanza di una sindrome psichiatrica grave o un disturbo schizofrenico, disturbo dell'umore, depressione. Si tratta di personalità dipendenti, incapaci di tollerare la separazione e il cui rapporto con la realtà appare discontinuo, arrivando ad attuare azioni autolesionistiche.
La droga sembra apparire come un *rimedio per colmare un vuoto interiore* che maschera una personalità di soggetti tristi e fragili.
Si definisce "droga" qualsiasi *sostanza chimica, naturale o sintetica in grado di interferire sulla psiche di un soggetto*, orientando il suo comportamento in modo da provocarne modificazioni più o meno durature. Secondo l'OMS (Organizzazione Mondiale della Sanità) la tossicodipendenza è uno *"stato di intossicazione periodica o cronica, causata dall'assunzione prolungata di una sostanza"*, caratterizzata da:
-coazione a continuare l'uso della sostanza;
-bisogno di aumentare la dose per provare lo stesso effetto;
-comparsa di difficoltà o impossibilità di smettere;
-comparsa di disturbi correlati all'uso della droga.
I *livelli* di coinvolgimento verso la sostanza sono diversi:
1. uso sporadico
2. abuso
3. dipendenza psichica e fisica

Nell'USO SPORADICO il soggetto *è in grado di gestire l'assunzione* della sostanza, può interrompere il consumo senza conseguenze eccessive o preoccupanti.

Nell'ABUSO il consumo è *continuo e ricorrente*, anche in condizioni fisicamente rischiose e si verifica compromissione delle attività socio-lavorative.

Nella DIPENDENZA il soggetto è *incapace di controllare il ritmo di assunzione* per la comparsa della tolleranza e dell'astinenza. La dipendenza psichica è connotata dalla necessità di assumere la sostanza al fine sia di esperirne gli effetti che di evitare il disagio da deprivazione. La dipendenza fisica è caratterizzata dalla comparsa di un insieme di sintomi, definita sindrome di astinenza, se si sospende o si riduce l'assunzione della sostanza. La tolleranza provoca la progressiva diminuzione nel tempo degli effetti della sostanza, determinando l'aumento del dosaggio per ottenere lo stesso effetto.

La definizione della dipendenza data dall'OMS si può riassumere in "*stato psichico e talora fisico, derivante dall'interazione con una sostanza, che determina modificazioni del comportamento e la necessità di assumere questa, per ottenere gli stessi effetti psichici ed evitare la sindrome di astinenza*".

§ 2. CAUSE RICORRENTI

Le cause determinanti la tossicodipendenza sono molteplici e complesse; in generale possono aversi concause di natura *psicologica, sociale* e *biologica*.

PSICOLOGICA: la sostanza è utilizzata allo scopo di colmare dei vuoti esistenziali, interiori caratteristici di quei soggetti con personalità deboli, fragili che non riescono a trovare soluzioni adeguate a dei problemi che si possono presentare durante il percorso del ciclo vitale, le cause sono da attribuire ad un contesto familiare disfunzionale.

SOCIALE: legge del branco, moda o tendenza, modo per rimanere aggregato al gruppo e non subire l'emarginazione perché gli altri ne fanno uso, curiosità di provare la sostanza *"solo una volta"*.

BIOLOGICA: alterazioni provocate dalla sostanza a carico del SNC e ad altri organi vitali come cuore, fegato, reni.

La tossicodipendenza si associa con alta frequenza a quadri psichiatrici (disturbi affettivi, di personalità, schizofrenici). Generalmente viene fatta una classificazione delle droghe, distinguendole in:

-Leggera (*cannabinoidi, hashish* e *marijuana*)

Pesante (*cocaina, eroina, anfetamine*)

-Allucinogeni (LSD, *funghi allucinogeni*)

-Anestetica o analgesica (*morfina, metadone*)

-Altri tipi di droga: *crack, popper, psicofarmaci, caffè* o *tè, tabacco*.

Ogni sostanza provoca degli *effetti euforizzanti*, allucinogeni.

OPPIACEI

Tra i derivati dell'oppio (morfina, codeina, eroina, metadone) l'*eroina* rappresenta la sostanza maggiormente consumata dai tossicodipendenti. L'eroina è una *polvere bianca*, commercializzata sul mercato, con altre sostanze da taglio (borotalco, lattosio, mannite, polvere). La via di somministrazione è la via endovenosa, più rara è la via inalatoria. In Italia si stima che gli eroinomani siano circa trecentomila, di età prevalentemente tra i 18 e i 30 anni, di sesso maschile, distribuiti in tutti i ceti sociali.

QUADRO CLINICO

Dopo l'assunzione si avverte una sensazione piacevole breve ed intensa, diffusa in tutto il corpo, paragonabile all'orgasmo, che dopo poco si trasforma in un rallentamento psicofisico, con sonnolenza e gradevole sensazione di distacco dal mondo. Tale stato dura qualche ora ed al termine nel soggetto non dipendente si ripristina la situazione normale; nel soggetto dipendente invece a questa fase segue la fase di astinenza. Questa è caratterizzata da ansia, sudorazione, lacrimazione, brividi di freddo, crampi addominali e ricerca compulsiva dell'eroina per bloccare l'astinenza. Ciò spiega perché in fase cronica l'esistenza dell'eroinomane è tutta orientata alla ricerca della sostanza.

P. Giaquinto-F. Ricciardi: MANUALE facile dell'OPERATORE SOCIO SANITARIO (O.S.S.)

211

L'astinenza raggiunge il culmine 48-72 ore dopo l'ultima assunzione e si risolve, con la progressiva scomparsa della sintomatologia, dopo qualche giorno.
L'intossicazione acuta di eroina (*overdose*) è caratterizzata da *miosi, ipotensione arteriosa, insufficienza respiratoria* e *coma*. Se non viene trattata tempestivamente con la somministrazione di antagonisti (*naloxone*), causa il decesso.

L'OPERATORECON UTENTI TOSSICODIPENDENTI
E' possibile che l'O.S.S si trovi a lavorare in una comunità che ospita tossicodipendenti, per cui è importante che conosca le basi del fenomeno e sia consapevole di quali interventi possono essere applicati allo scopo di ottenere risultati positivi nel trattare questa tipologia di utenza. Sono diversi i programmi di recupero e le strutture predisposte ma il percorso è lungo e faticoso che prevede un coinvolgimento dell'intero nucleo familiare.
Il primo obiettivo da raggiungere è la *disintossicazione* del paziente; solo in un secondo momento si penserà ad un recupero ed un suo reinserimento nel mondo sociale, relazionale e lavorativo.

§ 3. LA SINDROME DA IMMUNODEFICIENZA ACQUISITA (AIDS)
Quando si parla di tossicodipendenza spesso si tende ad associare tali concetti al problema dell'AIDS che negli ultimi decenni è dilagato soprattutto sia tra soggetti eterosessuali, ma dal comportamento sessuale promiscuo, sia tra soggetti omosessuali, sia, appunto tra soggetti dediti all'abuso di sostanze stupefacenti.
È pertanto sbagliato associare la contrazione del virus alle categorie degli omosessuali o dei tossicodipendenti. L'AIDS è una malattia che può colpire tutti e deve essere data corretta informazione di modalità di trasmissione e prevenzione a tutti.

CARATTERISTICHE GENERALI
La *sindrome da immunodeficienza acquisita* o AIDS è una malattia degenerativa causata da un virus che provoca una deficienza del

sistema immunitario; il paziente affetto da tale malattia non muore a causa della sua sieropositività, ma un semplice raffreddore può diventare letale perché il corpo non è più in grado di produrre gli *anticorpi* necessari.
Dopo il contagio, la malattia ha 3 livelli di evoluzione:

UN PERIODO DI "FINESTRA" (per i primi sei mesi dal contagio, il virus è nel sangue ma se sottoposti a test risulta HIV *negativo*, in questo periodo si può contagiare).
UN PERIODO DI SIEROPOSITIVITÀ (Periodo HIV, il virus è presente nel sangue e se sottoposti al test risulta HIV *positivo*. Non è associato ad alcun sintomo, è un periodo di *incubazione* del virus che può durare anche lunghi anni, si può contagiare).
PERIODO DI AIDS CONCLAMATA (manifestazione dei sintomi, si può morire anche per un semplice raffreddore o possono subentrare gravi malattie come ad es. infezioni polmonari. Il sistema immunitario è deficitario, la morte sopraggiunge a causa delle difese immunitarie troppo basse ed il corpo è vulnerabile a qualsiasi tipo di stimolo esterno).

MODALITA DI CONTAGIO
Le modalita' del contagio sono principalmente:
sangue-sangue;
sangue-sperma;
sangue-liquido vaginale o seminale;
punture con siringhe infette o utensili infetti;
rapporti sessuali non protetti (rapporti orali, anali, vaginali);
trasfusione con sangue infetto.
E' necessario prestare particolare attenzione a *mesoterapia, tatuaggi* e *piercing* (per i quali dovrebbero venire utilizzati appositi strumenti *sterilizzati*). Anche il *latte materno* di una persona contagiata è infetto, è opportuno perciò evitare di allattare il neonato e fare il parto cesareo per evitare il contatto col sangue. Il virus è contenuto anche negli altri liquidi biologici (sudore, lacrima, saliva) ma non si è mai verificato il contagio in tali casi.

Adoperando delle semplici e corrette precauzioni, si può tranquillamente vivere e lavorare con utenti sieropositivi.

TERAPIA

Le cure e i farmaci dell'Aids, oggi stanno dando ottimi risultati e ci sono anche novità che rendono le cure più semplici.

"Non è più la malattia dei gruppi a rischio, come si diceva una volta, cioè dei tossicodipendenti o degli omosessuali, ma è una malattia che interessa tutta la popolazione sessualmente attiva. Interessa gli adolescenti, i giovani, ma anche le fasce di età più avanzata. Quindi è, a tutti gli effetti, una malattia a trasmissione sessuale".

Se la mortalità negli ultimi anni è diminuita al punto che i suoi numeri possono essere paragonati a quelli di una comune polmonite lo si deve soprattutto ai farmaci *antiretrovirali*, (farmaci in grado di agire nei confronti dei retrovirus), usati in combinazione fra loro a seconda dello stadio della malattia. Queste terapie di combinazione risultano altamente efficaci riescono, praticamente, a bloccare la moltiplicazione del virus, a *ridurre il tasso di virus circolante nel sangue* e, questo fa sì che, l'infezione e la malattia si possano rallentare e quindi, in qualche misura, bloccare. Il problema è, che una volta che queste terapie vengono sospese, il virus torna a replicare esattamente come prima. L'unica cura efficace è dunque un vero e proprio cocktail di pillole, da prendere *tutta la vita*; i malati non possono tralasciarne neanche una dose, altrimenti si crea un vuoto, un periodo finestra in cui il virus rialza la testa, prende forza e cambia: diventa farmaco resistente.

Quando il virus torna a replicarsi in presenza di una quantità di farmaco *insufficiente* "scappa" al farmaco e in qualche modo può *mutare* cioè può cambiare le sue caratteristiche genomiche e quindi diventare resistente alla terapia. È fondamentale quindi la cosiddetta *aderenza alla terapia*, ossia il rispetto di modi e tempi di somministrazione.

Non è invece ancora disponibile un vero e proprio *vaccino* a causa della velocità con cui il virus è in grado di cambiare costituenti;

quindi la prevenzione è affidata alla *eliminazione dei rischi di contagio,* evitando lo scambio di siringhe, usando il profilattico nei rapporti sessuali, evitando in genere il contatto con i liquidi biologici di soggetti estranei.

L'OPERATORE CON UTENTI SIEROPOSITIVI

L'Operatore Socio Sanitario può trovarsi a lavorare anche in contesti in cui sono presenti utenti *sieropositivi* (o con epatite C), per cui, come abbiamo più volte ripetuto, è importante che sia correttamente informato sulle *modalità di contagio* e prenda le corrette *precauzioni* nello svolgimento del proprio lavoro.

È opportuno quindi:

-usare *sempre* guanti monouso;

-usare utensili o forbici ad *uso personalizzato;*

-usare la *candeggina* per disinfettare, e' l'unico solvente in grado di uccidere il virus;

-fare attenzione alle *ferite* che l'utente può avere ed evitare il contatto diretto col sangue infetto;

-usare gli appositi *sterilizzatori.*

§ 4. L' EPATITE C

E' causata da un virus che colpisce il fegato (infezione del fegato); può essere di tipo *acuta* o *cronica.* Spesso è *asintomatica* e evolve in cirrosi epatica o tumore al fegato. Nel primo periodo del contagio si può manifestare qualche sintomo: nausea, dolori addominali, stanchezza. In alcuni casi non evolve in cirrosi, ma si è contagiosi. Le modalità di contagio sono analoghe al contagio da HIV, quindi bisogna fare attenzione, come già esposto in precedenza, al contatto col sangue infetto, punture con utensili infetti, non scambiarsi oggetti personali (spazzolini, forbici, oggetti metallici appuntiti, etc...), evitare rapporti sessuali non protetti. Per l'Operatore valgono le stesse misure preventive già elencate parlando di AIDS (v. § precedente).

TERAPIA

La terapia per l'epatite C è costituita dall'*associazione di interferone*

P. Giaquinto-F. Ricciardi: MANUALE facile dell'OPERATORE SOCIO SANITARIO (O.S.S.)

215

alfa con la ribavirina per un periodo che va dalle 24 alle 48 settimane. Secondo recenti studi l'epatite acuta può essere curata nel 90% dei pazienti se si inizia la terapia entro 12-14 settimane dall'inizio dei sintomi (quindi prima che diventi cronica). La guarigione dipende dal livello di anticorpi nel sangue, da come l'organismo risponde e dalla quantità di virus presente nel sangue e dalla fase o stadio della malattia (l'esito positivo diminuisce se già si è in una fase di cirrosi, in quel caso l'unico rimedio rimane il trapianto del fegato).

§ 5. L'ALCOLISMO

Anche il fenomeno dell'alcol è divenuto negli ultimi decenni piuttosto allarmante. Esso appartiene sempre alla categorie delle sostanze di abuso o delle dipendenze. La personalità dell'alcolista è *prevalentemente borderline o dipendente*, si tratta sempre di personalità fragili, deboli con grosse carenze esistenziali e vuoti interiori da colmare. L'alcol provoca oltre alla *cirrosi epatica*, anche una serie di problematiche a carattere organico e psicologico. Associati ad esso infatti troviamo: problemi a carico di *reni* o *apparato digerente, tumori al fegato, problemi di natura psicologica* (depressione, alterazione dell'umore, aggressività, disturbi affettivi, sociali, relazionali, esclusione sociale, delirium tremens, caratterizzante lo stato di abuso o di astinenza dell'alcolista con la comparsa di *sintomi fisici* come tremori, sudorazione, deliri e allucinazioni). Per combattere l'abuso di sostanze alcoliche esistono dei programmi di recupero e delle comunità terapeutiche; si è osservato essere particolarmente efficace soprattutto la terapia di gruppo e l'utilizzo dell'orientamento *sistemico- relazionale*.

CAPO DICIASSETTESIMO

DISABILITA' ED HANDICAP
Pietro Giaquinto

§ 1. CONCETTO DI DISABILITÀ ED HANDICAP

DISABILITÀ

Per "disabilità" s'intende *la perdita di funzioni psicologiche e/o fisiologiche* dovuta a fattori *organici o* "esterni". Il grado di disabilità o la sua velocità di progressione può andare aldilà del normale processo di invecchiamento e può segnare un livello di funzionamento inferiore a quello comunemente atteso per una determinata età.

HANDICAP

Per "handicap" si intende invece la condizione di svantaggio *conseguente* alla disabilità. Oggi si usa più diffusamente il termine "diversamente abile".

I deficit che portano all'handicap possono essere di tre tipi:

-relative all'area sensoriale/ricettiva - *cecità, sordità*;

-relativa all'area motoria - paralisi (*tetraplegia, paraplegia, emiplegia*), e distrofie muscolari;

-relativa all'area neuropsichica - ritardi mentali, deficit intellettivi, insufficienza mentale (che sono diverse dalle malattie mentali), autismo infantile precoce, sindrome di *Down*.

Secondo l'Organizzazione Mondiale della Sanità, tre sono i fattori che concorrono nel processo invalidante: la *menomazione*, ossia la *perdita* transitoria o permanente *di una funzione* psicologica, fisiologica o anatomica; la *disabilità*, ossia la limitazione o la perdita della capacità di compiere un'attività nel modo considerato "normale" per un essere umano, e lo svantaggio, ossia la menomazione che il disabile subisce nel confronto con gli altri.

LA TUTELA NORMATIVA

In epoche lontane, e soprattutto presso alcune popolazioni, il portatore di handicap è stato guardato con disprezzo a causa della sua condizione e spesso sottoposto a trattamento inumano, incivile, o comunque inadeguato alla sua condizione. Oggi finalmente la società ha ristabilito la dignità personale dei portatori di handicap ed ha promosso politiche sociali - oltre che leggi a tutela - atte a favorire l'autonomia e l'inserimento sociale delle persone meno fortunate.

La nostra Costituzione (in particolare agli art 3 e art 38) prevede che "vengano rimossi gli ostacoli che impediscono la realizzazione della persona", e che "ogni cittadino inabile al lavoro....ha diritto al mantenimento e all'assistenza sociale".

Per la concreta attuazione dei principi costituzionali e nell'ambito della più generale riforma dell'assistenza sanitaria con il DL 502/92 che introduce, come visto, i LEA (livelli essenziali di assistenza), è da inquadrare la legge 05/02/92 n. 104 recante *"legge quadro per l'assistenza, l'integrazione sociale e i diritti delle persone handicappate"* che stabilisce le modalità di accesso alle agevolazioni previste per le persone affette da sintomi invalidanti.

Altre leggi hanno poi provveduto a favorire la mobilità della persone invalide con l 'emanazione dei criteri di base atti ad eliminare le cd "barriere architettoniche" (tra queste il DM n. 236/89)

E sempre per rispondere a queste esigenze si è determinata, grazie ai servizi sociali, una *rete equilibrata e diffusa di servizi territoriali riconducibili a tutti gli aspetti di vita* che rispondano ai bisogni fondamentali del portatore di handicap.

Tra questi ricordiamo:

-IL BISOGNO DI IDENTITÀ: l'identità è la base della personalità. Anche il disabile ha un nome, caratteristiche fisiche, modi di essere, una propria storia personale;

-IL BISOGNO DI STIMA ED AUTOSTIMA: il disabile deve riuscire a confrontarsi con i propri problemi (*autostima*) e deve essere accettato dagli altri (*stima*);

-IL BISOGNO DI APPARTENENZA: sono *i legami con gli altri* e con il mondo esterno come la sessualità, l'amore, l'affettività o l'amicizia;

-IL BISOGNO DI AUTONOMIA: specialmente nei casi di grave handicap l'operatore deve funzionare da ponte tra la persona e gli altri, per questo deve conoscere la persona, capire i suoi bisogni e interpretarli per poter dare risposte adeguate.

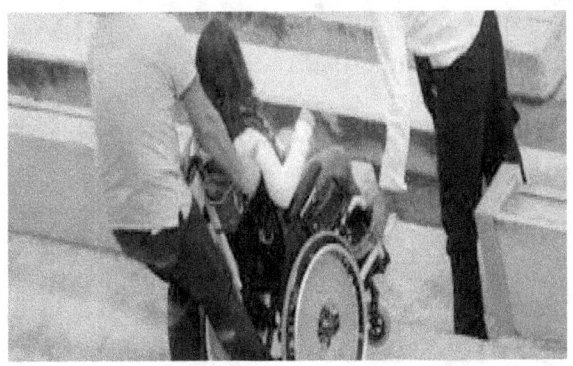

§ 2. L'ASSISTENZA AI DIVERSAMENTE ABILI

È impossibile poter essere d'aiuto ad una persona diversamente abile se non si stabilisce un rapporto personale con lui.

Per tale motivo è importante per l'Operatore ricordare l'esistenza di *quattro* fondamentali fasi di approccio:

OSSERVAZIONE – è la fase di contatto personale ed emotivo, attenzione ai particolari. E' forse il momento più delicato, in cui si può acquistare la piena fiducia del paziente o comprometterla irreversibilmente;

CARTELLE – dopo il primo approccio l'Operatore avrà cura di raccogliere i dati secondo le diverse aree del paziente (motoria,

P. Giaquinto-F. Ricciardi: MANUALE facile dell'OPERATORE SOCIO SANITARIO (O.S.S.)

219

sensoriale e psichica);

PROGETTO INDIVIDUALIZZATO – è la fase in cui, attraverso i dati raccolti e l'osservazione diretta, *si individuano i bisogni e gli obiettivi da raggiungere* costruendo un piano assistenziale individualizzato o piano educativo individualizzato;

PROGRAMMAZIONE – è la *fase attuativa del ciclo* in cui si organizzano in concreto gli interventi (igiene personale, abbigliamento, alimentazione, sonno, salute, riabilitazione, attività di relazione).

E' poi necessario, per ogni assistito, pianificare un'assistenza di base *ad hoc* e creare, in collaborazione con gli educatori, i terapisti e i medici, progetti che permettano loro di riabilitarsi o mantenere le capacità acquisite.

L'OSS che lavora a contatto con le persone diversamente abili deve quindi usare, per un approccio subito efficace, i *cinque sensi*. Non basta mettere in pratica le conoscenze socio-sanitarie, deve usare tanto l'istinto e il buon senso; e dove non arriva la parola, può arrivare una carezza, oppure uno sguardo in più.

Osservare è senza dubbio il primo passo verso un'assistenza completa: si osservano i bisogni, ma anche i desideri e quando ci si impegna a realizzarli per gli altri, bisogna fare in modo di mantenere la parola, con l'impegno quotidiano. Relazionarsi tutti i giorni con i fisioterapisti e i paralitici che vanno trasferiti dalle carrozzine a letto per fare le terapie, o in bagno, richiede, di fondo, un'ottima conoscenza delle manovre e dei presidi di sollevamento e movimentazione.

Ogni OSS, infatti, coinvolto in prima persona nell'igiene e negli spostamenti, non deve mai dimenticare che una posizione sbagliata può essere letale per persone affette da gravi patologie associate alla respirazione, alla deglutizione, alle ossa del corpo.

Osservare, dunque, programmare, eseguire e studiare, ma anche adeguarsi praticamente ai bisogni: questi gli strumenti di base di un OSS, che vogia essere non un semplice professionista ma un punto di riferimento sicuro per l'utente debole.

CAPO DICIOTTESIMO

COMFORT ALBERGHIERO E IGIENE AMBIENTALE
Flora Ricciardi

§ 1.MICROCLIMA ED IGIENE AMBIENTALE

L'elemento principale, ineliminabile, ovunque presente e per ciò in grado di incidere significativamente sulla qualità dell'igiene ambientale, è l'*aria*.

Più persone in un ambiente chiuso fanno diminuire la percentuale d'ossigeno ed aumentare quella di anidride carbonica, determinando il *"viziamento dell'aria"*. Per correggere il viziamento dell'aria il semplice intervento richiesto è la *ventilazione*, ottenendo il ricambio d'aria, ma anche la diminuzione della temperatura, ricordando che le alte/umide temperature determinano un clima favorevole alla proliferazione dei germi.

L'uomo, come del resto tutti gli esseri viventi, genera calore che continuamente scambia, attraverso specifici meccanismi, con l'ambiente esterno. Per non dare origine a scompensi, questo scambio deve avvenire in condizioni tali da determinare la "condizione di equilibrio" che sono le caratteristiche fisiche, chimiche e microbiologiche, ovvero il *microclima* dell'ambiente in cui si trova.

CARATTERISTICHE FISICHE

Un ambiente "ideale" deve rispettare determinate caratteristiche:

-*temperatura*: sono da ritenersi favorevoli all'organismo, temperature tra i 22/24 °C in inverno e 24/26 °C in estate;

-*umidità* relativa: è accettabile una percentuale che va dal 35 al 70%;

-*velocità dell'aria*: sono da ritenere accettabili velocità comprese tra i 40 e i 50 cm/sec d'estate e tra i 4 e 12 cm/sec d'inverno.

CARATTERISTICHE CHIMICHE E MICROBIOLOGICHE

Sono quelle riferite alla pressione parziale di anidride carbonica e, il cui valore è considerato accettabile se non supera la percentuale del 3 per mille, e alla pressione parziale di ossigeno, il cui valore, per non determinare alterazioni fisiologiche, deve essere compreso in una percentuale che va dal 15 al 21%.

Le caratteristiche microbiologiche riguardano invece la presenza nell'ambiente di polveri e microrganismi.

FATTORI DI VIZIATURA E DI INQUINAMENTO DEGLI AMBIENTI CONFINATI

Le cause di questo sono facilmente riconducibili a una modificazione delle caratteristiche fisiche, chimiche e microbiologiche. E' quindi chiaro che l'alterazione di uno o più di questi elementi determina in venir meno della condizione di equilibrio, necessaria a garantire lo scambio costante di calore tra l'uomo e l'ambiente. E' quindi indispensabile una continua verifica e correzione dei suddetti elementi attraverso un costante controllo del microclima. Tale obiettivo si raggiunge ponendo sistematicamente attenzione all'illuminazione, alla ventilazione, al riscaldamento e al condizionamento ambientale.

-*Illuminazione*: deve essere congrua e uniformemente distribuita. Viene distinta in naturale, quella proveniente dalle finestre, e artificiale , quella derivante da lampade a incandescenza o a fluorescenza; ed è importante che quest'ultima non sia eccessivamente abbagliante.

-*ventilazione*: è il risultato del passaggio di aria tra l'ambiente esterno e l'ambiente confinato. Solitamente avviene con mezzi naturali (porte, finestre e altro), ma può avvenire anche attraverso sistemi artificiali. I ricambi d'aria sono considerati utili ogni 2 ore con mezzi naturali e almeno ogni 6 ore con mezzi artificiali.

-*riscaldamento*: durante il periodo invernale ha lo scopo di garantire temperatura ed umidità adeguatamente distribuite in tutto l'ambiente confinato.

-*condizionamento*: durante l'estate consente di mantenere

P. Giaquinto-F. Ricciardi: MANUALE facile dell'OPERATORE SOCIO SANITARIO (O.S.S.)

222

temperatura e umidità a percentuali accettabili e uniformemente distribuite nell'ambiente.

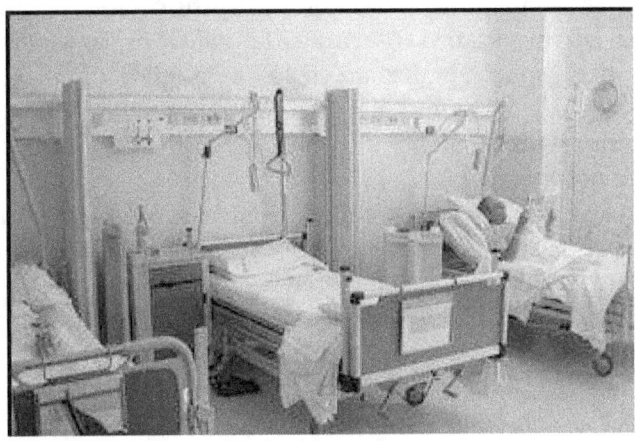

Circa le stanze di degenza, si possono identificare alcuni momenti della giornata, in cui è opportuno procedere alla *ventilazione*:
-al *mattino* dopo il rifacimento dei letti, durante gli interventi di pulizia;
-nel *primo pomeriggio*, dopo l'alzata degli ospiti ed il riassetto della stanza.
Sospeso nell'aria, e da questa veicolato, si trova il *pulviscolo atmosferico*, composto di piccolissime particelle derivanti da un processo continuo di decomposizione e micronizzazione di materiali di natura minerale, vegetale ed animale.
Un addensamento di pulviscolo atmosferico determina la formazione di *polvere*; più pesante del pulviscolo, tende a depositarsi in misura crescente dall'alto verso il basso, in particolare sulle superfici orizzontali.
Sia il pulviscolo che la polvere, possono diventare ricettacolo di germi e così incidere nella determinazione della carica batterica e nella diffusione delle infezioni. Gli interventi di pulizia devono

essere orientati all'asportazione sistematica della polvere, adottando un metodo ad *umido* e in modo via via più incisivo del procedere, dall'alto verso il basso.

L'igiene ambientale all'interno delle strutture sanitarie, ma non solo, ha un'importanza rilevante; la *pulizia* e la *sanificazione*, infatti, non sono finalizzate solo a migliorare il comfort dell'ambiente e quindi il gradimento dell'utente, ma anche e soprattutto rappresentano una misura di *profilassi diretta* delle infezioni nosocomiali.

Sia con la pulizia, sia con la sanificazione si procede alla *rimozione meccanica dello sporco da una superficie*. Ciò che fa la differenza è la *discrezionalità* dell'uso del detergente, quando ci si riferisce alla pulizia; l'*obbligatorietà* dell'uso del detergente, quando, invece si fa riferimento alla sanificazione.

La sanificazione è una misura di prevenzione delle infezioni, che, se effettuata, da sola basta a ridurre di circa l'80% la carica microbica presente nell'ambiente considerato.

Gli igienisti sono soliti suddividere le strutture sanitarie in aree a diverso livello di rischio:

-Basso

-Medio

-Alto

Ciò che discrimina il livello di rischio è, innanzitutto la presenza o meno di ospiti ammalati, ma soprattutto la criticità e complessità della loro condizione di malattia.

Sono considerate:

A BASSO RISCHIO: uffici, spazi comuni, corridoi, scale, atri, sale d'attesa;

A MEDIO RISCHIO: aree di degenza in genere, o ambulatori;

AD ALTO RISCHIO: camere con degenti considerati infetti.

I DETERGENTI

Quelli comunemente usati per le operazioni di sanificazione, sono i *detergenti*. Si tratta di sostanze di origine sintetica o

P. Giaquinto-F. Ricciardi: MANUALE facile dell'OPERATORE SOCIO SANITARIO (O.S.S.)

224

tensioattivi, la cui azione è quella di rimuovere lo sporco dalle superfici. Per rendere efficace tale azione, quindi ottenere la massima detersione, devono concorrere, in egual misura, quatto elementi:
-l'azione chimica del prodotto
-l'azione meccanica
-la temperatura dell'acqua
-il tempo di contatto
I *tensioattivi*, oltre all'azione detergente, possono anche avere, una più o meno importante, azione disinfettante, inoltre, in relazione al loro "comportamento", in acqua (dissociazione ionica), si possono differenziare in:
1. tensioattivi *non ionici* : non hanno azione disinfettante, ma solo *detergente*;
2. tensioattivi *ionici*: vanno ulteriormente distinti in *anionici*, hanno una scarsa azione disinfettante e quindi vengono utilizzati solamente come detergenti, e in *cationici* che, oltre all'azione detergente hanno anche un apprezzabile azione disinfettante;
3. tensioattivi *anfolitici*: annoverano caratteristiche sia dei tensioattivi anionici che dei tensioattivi cationici, oltre all'azione detergente hanno anche una buona azione disinfettante.
E' logico dedurre, quindi, che la scelta del detergente deve essere guidata dalla motivazione dell'impiego, dalla caratteristica dell'area da sanificare (basso, medio , alto rischio), dalla consapevolezza che gli uni possono interagire con gli altri, riducendone l'efficacia oltre che dalla conoscenza dei fattori che caratterizzano l'azione delle suddette sostanze, e cioè:
-la capacità di formare schiuma
-la solubilità in acqua e olio
-la capacità di resistere all'acqua dura
-la capacità di penetrazione
-il pH
-la sospensione e il frazionamento dello sporco

Relativamente ai fattori suddetti, diventa quindi importante consultare le indicazioni d'uso fornite dalla ditta produttrice, che si trovano solitamente sull'etichetta posta all'esterno del contenitore o dalla scheda tecnica depositata nei nuclei. Le indicazioni fornite dalla ditta produttrice, relative a dosi, concentrazioni, diluizioni, conservazione, smaltimento, ecc., non sono opzionali e pertanto vanno rigorosamente rispettate.

§ 2. MATERIALI E STRUMENTI PER GLI INTERVENTI DI SANIFICAZIONE

Gli strumenti più semplici sono contenuti di norma in *carrelli di servizio*, che generalmente devono rispettare alcune caratteristiche basilari.

I carrelli devono essere:

.*pulitissimi* e tali devono essere dopo l'attività, pronti per l'uso successivo;

-*completi* di tutto l'occorrente per il servizio che si appresta a compiere, per poter affrontare qualsiasi situazione con tempestività;

Sui carrelli devono *sempre* essere *presenti*:

-*guanti in gomma*, per proteggersi dallo sporco ed evitare il contatto con materiale sporco ed infetto

-*guanti monouso*: per tutte le volte che le mani possono venire, anche accidentalmente, a contatto con il materiale organico, proveniente dagli ospiti.

-*eventuali misure di barriera*: camici di protezione impermeabili, occhiali di protezione, mascherine o visiere che hanno lo scopo di proteggere dagli spruzzi di sostanze chimiche o comunque nocive;

-**d**etergenti e *disinfettanti* vari;

-**p**rodotti per rimuovere le incrostazioni di *calcare*, eventualmente presenti sui sanitari

-**e**ventuali *accessori* dedicati per particolari situazioni.

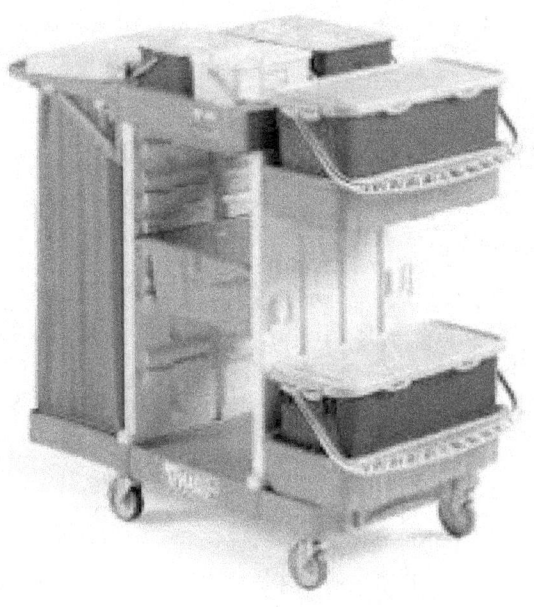

STRUMENTI ED ATTREZZI

Scope di saggina o nylon: gli svantaggi compresi nel loro uso sono tali da essere proscritti dall'impiego in aree a medio rischio e oltre; utilizzabili le prime all'aria aperta (cortili), le seconde nelle aree comuni (scale); queste ultime devono essere avvolte in panni umidi, per evitare il sollevamento della polvere e ciò che ne consegue.

Scopa articolata con zoccolo a trapezio: ormai ampiamente sperimentata anche in ambito ospedaliero, ha caratteristiche di grande maneggevolezza e praticità, idonea a raggiungere con il minimo sforzo anche i punti meno agevoli. L'efficacia di questo strumento risulta potenziata dal corretto impiego, in particolare dall'uso di strisce di carta o garze da sostituire frequentemente. La possibilità di sostituire i pezzi usurati e di poter sterilizzare i suoi componenti la rende uno strumento adeguato alle necessità della sanificazione ambientale. È formata da una base trapezoidale sulla quale viene solitamente montata una garza e da un manico per permettere la rotazione. È utilizzata per rimuovere la polvere dai pavimenti.

Paletta con manico per la raccolta dei rifiuti: rimanendo invariata la raccomandazione di usare solo attrezzi per la scopatura a umido, e fatta salva la necessità di raccoglitori specifici, sarà utile prevedere un raccoglitore usuale; sono da preferirsi quelli a manico lungo, onde evitare l'imbrattamento dell'operatore.

Panni per la raccolta della polvere: massima cura nell'organizzazione del lavoro, come nel confezionamento del carrello prima di iniziare le procedure di pulizia, in relazione ai panni buona norma sarebbe adottare carrelli che abbiano contenitori in diversa colorazione; i panni dovrebbero riportare la colorazione dei contenitori, che a loro volta devono accogliere soluzioni opportune. Senza queste precauzioni questo momento della sanificazione può trasformarsi in sorgente di pericolose contaminazioni. Sia i panni per la polvere sia i panni abrasivi laddove non siano a perdere, dopo l'uso devono essere accuratamente lavati ed asciugati.

Asta tergivetro: strumento indispensabile per la pulizia di vetri e vetrate e superfici smaltate; dopo l'uso devono essere lavate con soluzioni al cloro e appese ad asciugare

Macchine lavapavimenti aspiranti e lava asciuga: in considerazione alla disponibilità di vari modelli, sono strumenti utili per varie superfici , ma in particolare sono validi per le ampie superfici e per quelle soggette a grande passaggio; a meno che non siano a ciclo rapidissimo (lavasciuga), il passaggio di queste macchine deve essere fatto a strisce, per evitare il calpestio dei passanti, che vanificherebbe l'opera. Altrettanta cura va riposta nel tempestivo ricambio d'acqua.

Mono spazzola: si tratta di una macchina fornita di spazzola circolare. Essa, in relazione alle dimensioni della spazzola, può essere utilizzata per le pulizie a fondo, per la deceratura dei pavimenti, per il trattamento dei pavimenti protetti da cera, ecc..

P. Giaquinto-F. Ricciardi: MANUALE facile dell'OPERATORE SOCIO SANITARIO (O.S.S.)

228

Carrello MOP: è costituito (v foto) da 2 secchi in plastica, uno solitamente di colore blu e l'altro di colore rosso, disposti su un supporto con ruote snodate, sul quale è montato un stringi frange. Questo carrello, dotato anche di contenitori per i prodotti di pulizia viene usato giornalmente per la pulizia ambientale.

§ 3. LA PULIZIA DEI DIVERSI AMBIENTI SANITARI

La SANIFICAZIONE, consta di *operazioni quotidiane* (pulizia giornaliera) e di *operazioni periodiche* (pulizia di fondo). Ciò che differenzia e caratterizza la sanificazione delle aree in relazione al rischio, è la *modalità*, per alcuni aspetti, ma soprattutto la *frequenza*.

Le operazioni di sanificazione, sia esse quotidiane o periodiche richiedono per essere corrette, l'esecuzione in sequenza di una serie di azioni e trovano il loro senso solo se questa sequenzialità viene garantita e rispettata.

ZONE A BASSO RISCHIO:
1)ATRI, ATTESE, CORRIDOI, SCALE, BALCONI, ASCENSORI
Per la pulizia giornaliera:
-aprire sempre le finestre, se c'è l'aria condizionata, questa operazione non è necessaria;
-svuotare i cestini, pulirli con panno umido, sostituire i sacchetti a perdere;
-spolverare i *davanzali interni* con panno umido;
-spolverare con *panno umido e detergente* gli arredi, gli interruttori, le prese di corrente, eliminare le tracce di sporco, impronte da porte, stipiti, vetri e maniglie;
-sempre con *panno umido e detergente* pulire i telefoni: è opportuno passarli di seguito con prodotto disinfettante;
-effettuare la scopatura *ad umido* dei pavimenti: si effettua con scopa *a trapezio*, su cui vanno poste strisce di carta umida monouso o garze; le strisce vanno sostituite con frequenza tale che garantisca la reale possibilità di asportare lo sporco: tenere una pezzuola sporca favorisce semplicemente la migliore

P. Giaquinto-F. Ricciardi: MANUALE facile dell'OPERATORE SOCIO SANITARIO (O.S.S.)

229

ridistribuzione dello sporco.

La scopa deve strisciare *rasoterra*, con movimenti a "S" dall'interno verso l'esterno della stanza raggiungendo il perimetro del locale, angoli compresi, con un percorso obbligato che procede dal fondo verso l'uscita; ogni breve tratto si convoglia lo sporco e lo si raccoglie con la paletta, quindi si procede al cambio della garza o striscia di carta

-Lavaggio del pavimento, che prevede un *primo passaggio di detersione*, con l'uso di MOP a doppio secchio, e di *due passaggi di risciacquo*; qualora si utilizzano prodotti che non prevedono risciacquo il passaggio diventerà uno, avendo cura di cambiare opportunamente le pezzuole, la frequenza è legata all'estensione della superficie.

Nel lavaggio dei *corrido*i è bene procedere *in tempi diversi nelle due metà*, di modo che una delle due rimanga libera al passaggio, senza che venga inzaccherato il tratto appena lavato. Nei corridoi lunghi ed ampi *è preferibile l'utilizzo della macchina lavasciuga*, in questo caso saranno assicurati manualmente angoli e bordi e si utilizzerà il raschietto sullo sporco particolarmente incrostato; all'altezza delle porte, aprirle, con discrezione, per evitare fughe d'acqua.

Procedendo *dall'alto verso il basso*, sulle scale, si utilizzano scopa e paletta, raccogliendo lo sporco al termine d'ogni rampa; a distanza di un certo periodo tempo si spolvera la ringhiera e si passa con un panno umido il corrimano.

Il lavaggio con il MOP deve prevedere il *ricambio dell'acqua dopo ogni rampa*.

Per la pulizia degli *ascensori* si procede alla *detersione con panno umido* delle porte interne, avendo cura di rimuovere imbrattamenti e scritte; quindi si puliscono le pareti esterne e infine si spazza a umido e si lava il pavimento.

Per la pulizia a fondo:
Aprire sempre le finestre (se c'è l'aria condizionata, questa

operazione non è necessaria, ma *consigliata*).

Per quanto possibili arredi e altri presidi sono da *rimuovere*, previa pulizia accurata, con acqua e detergente.

Rimuovere le *ragnatele* con apposito attrezzo, spolverare ad umido i muri e lavare gli stessi con acqua e detergente; pulire i battiscopa.

Con *panno umido e detergente* pulire i cassonetti, le tapparelle e i termosifoni (munirsi dell'apposito scovolino).

Pulire vetri, infissi, stipiti, porte, maniglie, interruttori, prese di corrente, corpi illuminanti con *panno umido e detergente*, o prodotto specifico per la tutela di aree particolari.

Spazzare il pavimento *a umido* con accuratezza o garzare; per il lavaggio a fondo del pavimento è bene usare apposite macchine secondo il tipo di superficie: lavasciuga per pavimenti comuni (duri); monospazzola con prodotto specifico. Il passaggio ulteriore di cera deve essere proceduto da pulizia a fondo e trattamento decerante. Per il mantenimento dei pavimenti cerati, dopo la pulizia quotidiana è bene rinnovare la lucidatura con l'uso di macchina apposita, munita di dischi a diverso grado di abrasività, secondo il tipo di pavimento.

2)STUDI MEDICI, UFFICI, LOCALI VARI

Per la pulizia giornaliera:

Aprire sempre le finestre (se c'è l'aria condizionata, questa operazione non è necessaria, ma *consigliata*).

·Con panno umido e detergente spolverare i davanzali, gli interruttori, le prese di corrente ed limare i segni di sporco da vetri, specchi, porte, maniglie, stipiti.

·Spolverare gli arredi fissi ed i mobili, a umido, con detergente; pulire tutte le superfici esposte: telefono, eventuale letto da visita.

·Dove presente, lavare con cura il lavandino con prodotto specifico, risciacquare abbondantemente e igienizzare con derivati al cloro; periodicamente devono essere trattate le incrostazioni di calcare, con intervento meccanico o chimico; asciugare sempre la rubinetteria.

P. Giaquinto-F. Ricciardi: MANUALE facile dell'OPERATORE SOCIO SANITARIO (O.S.S.)

231

·Effettuare la spazzatura a umido del pavimento o con garza, con cura particolare agli angoli, dietro le porte, sotto i mobili. Con modalità sopradescritta.

Per la pulizia a fondo:
Si utilizza la *stessa procedura già vista per altre aree a basso rischio.*

3)CUCINA DI NUCLEO
Per la Pulizia giornaliera
Deve essere pulita 3 volte al giorno dopo la distribuzione di ogni pasto. In particolare:
-svuotare il cestino;
-lavare a caldo, con soluzione detergente, risciacquare accuratamente e disinfettare le stoviglie di reparto;
-pulire fornelli, frigo, armadi, tavolino, lavandino;
-scopare ad umido o con garzatura e lavare con detersione il pavimento.

Per la pulizia a fondo:
-possibilmente *allontanare o comunque spostare dal muro tutti mobili:* rimuovere le ragnatele dalle pareti; pulire a fondo i cassonetti; tapparelle e termosifoni;
-sgrassare i *rivestimenti* murari, detergere interruttori, prese di corrente, corpi illuminanti;
-pulire vetri, infissi, porte; pulire mobili e tutte le superfici piane;
-effettuare la spazzatura ad umido o garzatura;
-lavare il pavimento con *acqua calda e detergente;* è opportuno l'uso di macchine a spazzola avendo cura, come sempre, di non trascurare alcuna area del perimetro, compresi gli angoli e dietro le porte; risciacquo accurato.

ZONE A MEDIO RISCHIO
1)CAMERA DI DEGENZA

Per la Pulizia giornaliera:
La pulizia della camera di degenza deve avvenire possibilmente

15 *min dopo il termine del rifacimento dei letti*, per consentire al pulviscolo sollevato con tale attività di depositarsi (e quindi poterlo asportare).

Se le condizioni lo permettono, appena si entra nella stanza è bene *aprire la finestra ed areare* l'ambiente.

Ricordarsi di allontanare i rifiuti dal celestino e pulirlo con panno umido e detergente, sostituendo il sacchetto a perdere.

Spolverare poi con panno umido il davanzale interno, e con altro panno e prodotto specifico togliere eventuali impronte o sporco dalla superficie interna di vetri e infissi. Con panno umido spolverare gli arredi e le suppellettili, procedendo dal fondo della stanza verso l'uscita, dall'alto in basso; pulire testata dei letti, comodino (le superfici esterne), tavolo, armadio, tavolino serviletto, sedie, piantane: lasciare asciugare all'aria.

Fare sempre attenzione ai *corpi illuminanti* (lampade, prese, fili elettrici ecc.), che sono da spolverare con precauzione.

Asportare *polvere e residui dal pavimento*, a umido o garzatura, utilizzando la *scopa a trapezio*, convogliare lo sporco dal fondo verso l'uscita; quindi con lo scopino e la paletta, raccogliere lo sporco gettandolo nel sacco porta rifiuti, sostituire la garza.

La scopa si striscia *raso terra* mantenendo una posizione obliqua, affinché lo sporco non fuoriesca dagli angoli; si procede senza mai sollevare la scopa dal pavimento; si percorre tutta la superficie, sotto, dietro il letto e i vari arredi, spostando quelli mobili, lungo tutto il perimetro, con movimento ad "S" come descritto precedentemente. Attenzione ai punti morti ed angoli.

Lavare quindi con metodo MOP: si prevedonono almeno *due passaggi* uno con detergente e uno con risciacquo. Se si utilizzano dei prodotti che non prevedono il risciacquo cambiare il mop almeno 5-6 volte per stanza.

I panni utilizzati vanno poi messi da parte per poi essere lavati i e disinfettati *in lavatrice*.

Per la pulizia a fondo:
Per quanto è possibile si procede alla rimozione di tutti i mobili, suppellettili, attrezzature, previa pulizia accurata con acqua calda e detergente.
Si rimuovono eventuali ragnatele con l'apposita asta per muri; con panno umido e detergente pulire a fondo cassonnetti, tapparelle, davanzale esterno e interno, termosifoni.
Con apposita asta per muri *spolverare a umido i muri*, se lavabili, o i rivestimenti murari; pulire il battiscopa.
Pulire i vetri con *asta tergivetro* e prodotto specifico, all'esterno e all'interno, gli infissi, le porte e le maniglie.
Spolverare accuratamente corpi illuminanti, prese di corrente, interruttori.
Effettuare la *spazzatura ad umido* o tramite garzatura del pavimento seguendo le procedure già descritte.
Nelle pulizie a fondo del pavimento è possibile usare le macchine lava-pavimenti.
Al termine dell'intervento rimettere al loro posto suppellettili e mobili.

2)SERVIZI IGIENICI-VUOTATOIO
Per la pulizia giornaliera:
La pulizia e la disinfezione dei servizi igienici deve essere effettuata con attrezzature *unicamente riservate a tale scopo.*
Nell'ordine:
Pulire i cestini porta rifiuti e sostituire il sacchetto a perdere.
Raccogliere da terra eventuali rifiuti e convogliarli nel portarifiuti con panno spugna umido e detergente spolverare i davanzali, gli interruttori, le prese di corrente ed eliminare segni di sporco da vetri, specchi, porte, maniglie e stipidi.
Eseguire *lavaggio dei servizi igienici,* seguendo questo ordine: con panno spugna, che sarà utilizzato unicamente a tale scopo, e prodotto detergente specifico (leggermente abrasivo, contenente ipoclorito) detergere coperchio e asse del wc, sciacquarli ,

proseguire quindi con la pulizia del wc utilizzando lo scovolino, facendo scorrere abbondantemente, e infine igienizzare con candeggina.

Con panno spugna (di *diverso colore*) detergere a fondo tutte le superfici di: lavabo, vasca da bagno, piano doccia, bidet; sciacquare abbondantemente *con acqua calda*.

Pulire, sgrassare e asciugare le piastrelle e le tubature idrauliche esterne visibili; togliere eventuali residui di sapone dai supporti; per eliminare eventuali incrostazioni, operare manualmente oppure con l'aiuto di prodotti disincrostanti.

Asciugare le rubinetterie

Pulire il pavimento come sopra descritto; al termine della normale detersione è buona regola disinfettare il pavimento con prodotti derivati dal cloro.

Per la pulizia a fondo:

Sono mantenute le procedure viste prima per la pulizia quotidiana; in questo caso, però tutte le strutture sono da ripulire *dall'alto verso il basso*; dopo l'asportazione di ragnatele e polvere, la pulizia dei lampadari, cassonetti, e tapparelle, segue il lavaggio del piastrellato e di tutti i sanitari.

Il pavimento in questa occasione sarà trattato in maniera più radicale prima di passare alla detersione, al risciacquo e alla disinfezione.

Anche se l'area trattata può orientare in tal senso, non sono da effettuare disinfezioni indiscriminate, per il discorso già visto di potenziamento delle resistenze batteriche; molto meglio *moltiplicare* gli interventi di bonifica piuttosto che affidarsi a quantità e qualità indiscriminate di prodotti disinfettanti.

3)SALE DI MEDICAZIONE

Per la pulizia giornaliera:

Allontanare i rifiuti dal cestino e pulirlo con panno umido e detergente, sostituire il sacchetto a perdere.

Con panno umido e detergente, asportare la polvere dagli arredi, con procedura dall'alto verso il basso: lettino, banconi, scrivanie e armadi.

Asportare la polvere dai davanzali interni, dalle prese di corrente, dai corpi illuminanti.

Detergere eventuali macchie da porte, maniglie, infissi , rivestimenti murari.

Effettuare la *pulizia del lavandino* e successiva igienizzazione.

Eseguire spazzatura ad umido o garzatura e lavaggio dei pavimenti secondo le procedure o già descritte e completare con la disinfezione.

È opportuno infine riservare a queste aree *materiale di pulizia esclusivo.*

Per la pulizia a fondo:
alle procedure viste fin qui, che vanno mantenute costanti, in occasione di pulizia a fondo si sommano le procedure già considerate per le altre aree (muri e rivestimenti murari, cassonetti, tapparelle, termosifoni ecc.)

ZONE AD ALTO RISCHIO
Le modalità di sanificazione di queste aree, sono sovrapponibili a quelle previste per le aree sopra descritte. Per queste zone però le suddette operazione vanno ripetute *almeno 3 volte al giorno,* prevedendo quantomeno un passaggio con soluzione disinfettante su tutte le superfici.

§ 4. I DIVERSI TIPI DI RIFIUTI. CLASSIFICAZIONE
I rifiuti si distinguono in diverse categorie che ricordiamo qui brevemente.

RIFIUTI URBANI: hanno caratteristiche simili a quelle degli urbani e seguono le stesse tecniche di smaltimento purche' vengano sottoposti a bonifica nel caso fossero contaminati (imballaggi, contenitori vuoti, fogli di carta, rifiuti ingombranti, derrate alimentari).

RIFIUTI ASSIMILABILI AGLI URBANI: seguono lo stesso tipo di stoccaggio e smaltimento degli urbani (rifiuti dalle cucine ospedaliere, da attivita' di ristorazione dei reparti ad esclusione di quelli ospitati da malti infetti, rifiuti derivanti da attivita' diagnostiche, rifuiti di feci, sangue o urine previa disinfezione).

RIFIUTI URBANI PERICOLOSI: Sono siringhe, aghi e materiale sanitario utilizzato per le terapie. Lo smaltimento di questo tipo di rifiuti spetta al Comune che detta le regole dello smaltimento. Anche le pile rientrano in questa categoria.

RIFIUTI SPECIALI: rappresentano i rifiuti derivanti da medicazioni (garze, bende, cerotti), rifiuti di natura biologica con i contenitori (urine, feci), rifiuti derivanti da attivita' diagnostica e terapeutica, rifiuti provenienti da reparti infettivi, liquidi esausti di radiologie e laboratori, cavie e carcasse di animali. Denti e parti anatomiche non riconoscibili, farmaci scaduti.
I rifiuti *infetti* o comunque *pericolosi per la salute* pubblica seguono questo tipo di raccolta:
-devono essere chiusi in un *apposito sacco* dotato di chiusura;
-essere sottoposti a *trattamento di disinfezione prima della chiusura del sacco con irrorazione di disinfettante;*
-essere successivamente *immessi in un altro contenitore* di materiale rigido e munito di chiusura ermetica;
-essere smaltiti tramite *termodistruzione* (in inceneritore).

RIFUTI SPECIALI PERICOLOSI: bagni esausti per lastre di radiologia, olio minerale o sintetico per autotrazione, mercurio residuo di termometri. Questo tipo di rifiuti viene smaltito da ditte specializzate.

RIFIUTI RADIOATTIVI: sono molto pericolosi a livello umano poiche' anche a lungo periodo possono provocare modificazioni cellulari che generano tumori. Liquidi contrasto o anche solo urine prodotte da un paziente sottoposto a trattamento radioterapico sottostanno a specifiche normative nazionali e regionali che ne regolamentano la gestione per tutelare la salute pubblica e ambientale.

LA STERILIZZAZIONE
Flora Ricciardi

§ 1.LE PROCEDURE STANDARD E LA DECONTAMINAZIONE

Prima di procedere alla sterilizzazione del materiale sanitario, l'OSS avrà il compito di applicare delle *procedure standard* per prepararlo adeguatamente.

Fornire modalità omogenee per la decontaminazione, detersione, sterilizzazione dei dispositivi medici è fondamentale al fine di garantire all'utente e all'operatore la *sicurezza chimica e biologica*. E' importante perciò che durante tutte le operazioni che caratterizzano la preparazione del materiale alla sterilizzazione l'Operatore indossi i DPI, ossia:

-guanti di gomma;

-camici e/o grembiuli impermeabili;

-maschere e/o occhiali protettivi.

Vediamo le diverse fasi e procedure:

LA DECONTAMINAZIONE

Per decontaminazione si intende *la procedura atta a ridurre la carica microbica ed evitare rischi di infezione per gli operatori, da effettuarsi subito dopo l'uso e prima del lavaggio e della detersione.* La decontaminazione, analogamente alla pulizia, rimuove la maggior parte dei microrganismi patogeni, o in grado di produrre malattia, e il materiale estraneo da un oggetto, rendendolo sicuro per la manipolazione da parte dell'operatore, nelle fasi di disinfezione e sterilizzazione. Le procedure di decontaminazione hanno cinque scopi:

-prevenire la diffusione delle infezioni attraverso gli oggetti venuti a contatto col paziente e le superfici ambientali;

-rimuovere la spocizia visibile;

-rimuovere la sporcizia invisibile (microrganismi e patina);

-preparare tutte le superfici per il contatto diretto con gli sterilizzanti o i disinfettanti;
-proteggere il personale nelle manipolazioni successive.

La decontaminazione *si effettua con l'immersione completa* (per i presidi che lo consentono) in *soluzione disinfettante* di riconosciuta efficacia nei confronti dell'HIV (generalmente composti di ipoclorito di sodio 0,1-0,5%; ipoclorito di calcio 0,5%; dicloroisocianurato 0,5%; cloramina 0,5-2%; glutaraldeide 2%; polivinilpirolidone iodio 2,5%; perossido di idrogeno 6%).

Gli strumenti devono essere *risciacquati* subito dopo la decontaminazione.

La decontaminazione può essere sostituita da *termodisinfezione* (a 93°C per 10 minuti) eseguita con lavastrumenti adeguati.

LA DETERSIONE

Per detersione si intende *la pulizia volta a rimuovere tutto il materiale visibile estraneo* (polvere, sporcizia) presente sugli oggetti, sulle superfici ambientali e sulla cute. Si effettua mediante un'*azione meccanica di spazzolamento con acqua e un detergente non corrosivo*, preferibilmente enzimatico; con la detersione si rimuove lo sporco grossolano ed il materiale organico, che ostacolerebbero l'efficacia della successiva azione di agenti disinfettanti o sterilizzanti. Per la detersione ci si può avvalere dell'ausilio di macchine lavastrumenti o di trattamento in ultrasuoni.

La detersione mediante lavastrumenti (o lavaggio automatizzato) è sempre da preferire a quella manuale, per il minor rischio di incidenti per l'operatore (schizzi d'acqua, punture, tagli). Inoltre, la maggiore precisione e ripetibilità delle procedure (temperatura dell'acqua e dose del detergente costanti) assicurano un migliore risultato nel tempo. Tuttavia, vi sono casi in cui il lavaggio manuale è indispensabile, a causa del tipo di sporco e/o della forma particolare dello strumento.

Quando si utilizzano lavastrumenti automatiche, è importante suddividere gli strumenti a seconda del tipo di materiale e del tipo di sporco e di lavaggio che si intende effettuare. Le lavastrumenti possono effettuare diversi cicli di lavaggio (prelavaggio, lavaggio) e provvedono a risciacquo ed asciugatura.

La detersione *mediante ultrasuoni* garantisce la pulizia efficace di strumenti con superfici non raggiungibili con lavaggio manuale o automatizzato. Sia dopo detersione con ultrasuoni, che dopo detersione manuale, sono necessari risciacquo ed asciugatura e, prima di procedere con le successive fasi del processo di sanificazione (disinfezione o sterilizzazione), occorre controllare accuratamente che ogni parte del materiale deterso non sia in alcun modo danneggiata.

LA DISINFEZIONE

Per disinfezione si intende *un'azione capace di distruggere i microrganismi, ma non le spore batteriche*; non deve essere necessariamente in grado di di distruggere tutti i microrganismi, ma di ridurli ad un livello che non sia pericoloso per la salute.

Esistono diversi livelli di disinfezione:

-basso livello: uccide la maggior parte dei batteri, alcuni funghi e i virus, ma non può essere affidabile come sistema per uccidere il Micobatterio tubercolare e le spore batteriche. Da non usare per la disinfezione dello strumentario;

-livello intermedio: è in grado di inattivare il Micobatterio della tubercolosi, i batteri vegetativi e la maggior parte dei virus e dei funghi, ma non necessariamente le spore batteriche;

-alto livello: deve portare alla distruzione di tutti i microrganismi, ad eccezione di un certo numero di spore (è possibile utilizzarla per strumenti semicritici non autoclavabili).

I meccanismi d'azione dei principali disinfettanti sono:

-alchilazione dei gruppi polari proteici

-alterazione con o senza rottura della membrana citoplasmatica

-coagulazione delle proteine citoplasmatiche

P. Giaquinto-F. Ricciardi: MANUALE facile dell'OPERATORE SOCIO SANITARIO (O.S.S.)

241

-eliminazione dei gruppi sulfidrilici

-idrolisi acida o alcalina

L'esito del processo di disinfezione dipende da diversi fattori:

-dalla carica organica presente sull'oggetto;

-dal tipo e livello di contaminazione batterica;

-dalla precedente pulizia/decontaminazione dell'oggetto;

-dalla concentrazione del disinfettante e dal tempo di esposizione;

-dalla struttura fisica dell'oggetto;

-dalla temperatura e pH del processo di disinfezione

Principali disinfettanti usati sono: glutaldeide, acido peracetico, cloro e suoi derivati, iodio e iodofori, composti fenolici, composti a base di ammonio quaternario, perossido di idrogeno, tetra acetil etilene diamina, anfoteri, alcool, clorexidina.

LA STERILIZZAZIONE

Per *sterilizzazione* si intende "il risultato finale di procedimenti fisici e/o chimici che, attraverso metodologie standardizzate, ripetibili e documentabili, hanno come obiettivo la distruzione di ogni microrganismo vivente, sia esso patogeno e non, in fase vegetativa o di spora". Il concetto di sterilità in assoluto non esiste, in quanto non è possibile eliminare tutti i microrganismi: il livello di sicurezza di sterilità deve corrispondere alla probabilità inferiore ad 1/1 milione di trovare un microrganismo sopravvivente all'interno di un lotto di sterilizzazione.

Alcuni tra i tipi di sterilizzazione più in uso sono quelli che prevedono l'utilizzo di autoclave a vapore, e quella con calore umido sotto pressione.

STERILIZZAZIONE CON AUTOCLAVE A VAPORE

Il vapore ad alta temperatura penetra in ogni substrato del materiale da sterilizzare coagulando i microrganismi, comprese le spore batteriche. Il vapore saturo ad elevata temperatura ha un buon potere di penetrazione in tempi brevi. UNI EN 285/1996 e UNI EN 554/1996 costituiscono le norme di convalida del processo

P. Giaquinto-F. Ricciardi: MANUALE facile dell'OPERATORE SOCIO SANITARIO (O.S.S.)

242

di sterilizzazione a vapore; la prima definisce le caratteristiche di costruzione, installazione ed utilizzo, mentre la seconda definisce le caratteristiche della convalida del processo (accettazione in servizio e qualificazione della prestazione nelle fasi di installazione e dopo manutenzione ordinaria e straordinaria).

Si considera dimensione minima = 1 Unità di sterilizzazione: 30x30x60cm (54 lt); CEN sta realizzando la normativa per Sterilizzatrici di piccole dimensioni. che dovrebbero essere quelle di maggiore interesse per lo studio odontoiatrico e per le quali non esiste ancora un una normativa ufficiale di regolamentazione.

Il tempo della sterilizzazione è dato dal cd "Kill Time" (tempo di morte dei batteri sporigeni) + Safe period (= metà del KT).

Pressione, temperatura e tempo devono rimanere entro limiti stabiliti per tutto il tempo della sterilizzazione.

Possono essere sterilizzati in autoclave oggetti di gomma e plastica non termolabile, materiale in tessuto, strumentario chirurgico, oggetti di vetro o metallo e tutto ciò che il costruttore definisce autoclavabile; non possono essere trattati materiali non idrosolubili come sostanze oleose o polveri e oggetti termolabili alle temperature sopraindicate.

Il materiale deve essere posto nell'autoclave non ammassato, in modo che il vapore possa circolare fra gli oggetti raggiungendo ogni anfratto in modo omogeneo; solo in questo modo il vapore potrà sostituirsi all'aria e garantire le temperature elevate necessarie.

STERILIZZAZIONE CON CALORE UMIDO SOTTO PRESSIONE

Effettuabile solo per materiale non confezionato (o con un singolo confezionamento nella sterilizzazione detta "espresso") e in condizioni di emergenza e necessità. Da utilizzare solo in modo limitato e in condizioni attentamente controllate di trasporto e utilizzo. Il materiale può essere ancora umido e non deve venire a contatto con superfici non sterili.

Si opera a 132-134 °C. min 3' max 10'; 0-3' di asciugatura.
E' *sconsigliata* dal CDC per protesi da impiantare.

BIBLIOGRAFIA ESSENZIALE

ROMANO PANIZZI, *Manuale dell'Operatore Socio Sanitario*, Piccin Editore, 2013 Terza Edizione.

MARINA CUEL, ATTILIO COSI, *La formazione sanitaria dell'O.S.S.*, Casa Editrice Ambrosiana, 2006 Seconda Edizione

MARINA VANZETTA, FRANCO VALLICELLA - *L'Operatore Socio Sanitario - Manuale per la formazione*, Mc Graw-Hill 2005 Terza Edizione.

MASSIMO FRANZIN - *Le procedure assistenziali per oss in area medica*, dal sito www.massimofranzin.it

PIETRO GIAQUINTO, *Nuovo Manuale di Diritto Privato Facile Facile*, Narcissus Editore, 2015 Seconda Edizione.

PIETRO GIAQUINTO, *Nuovo Manuale di Diritto del Lavoro Facile Facile*, Narcissus Editore, 2015 Seconda Edizione.

MARCO TRABUCCHI, *I volti dell'invecchiare*, Edizioni San Paolo, 2016.

P. Giaquinto-F. Ricciardi: MANUALE facile dell'OPERATORE SOCIO SANITARIO (O.S.S.)

245